Gesunder Schlaf und die innere Uhr

Angela Schuh

Gesunder Schlaf und die innere Uhr

Lebensstilbedingte Schlafstörungen
und was man dagegen tun kann

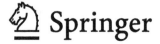 Springer

Prof. Dr. Dr. Angela Schuh
Akademische Direktorin, Lehrstuhl für Public Health
Ludwig-Maximilians-Universität München
München, Deutschland

ISBN 978-3-662-64952-7   ISBN 978-3-662-64953-4   (eBook)
https://doi.org/10.1007/978-3-662-64953-4

Die Deutsche Nationalbibliothek verzeichnet diese Publikation in der Deutschen Nationalbibliografie; detaillierte bibliografische Daten sind im Internet über http://dnb.d-nb.de abrufbar.

Springer ist ein Imprint der eingetragenen Gesellschaft Springer-Verlag GmbH, DE und ist ein Teil von Springer Nature.
Die Anschrift der Gesellschaft ist: Heidelberger Platz 3, 14197 Berlin, Germany

Vorwort

Nicht-organische, lebensstilbedingte Schlafstörungen sind heute ein Thema, das einen Großteil der Bevölkerung betrifft und an dem fast niemand mehr vorbeikommt.

Dieses Sachbuch befasst sich mit dem gesundheitsfördernden, guten Schlaf und vermittelt ganz konkrete praktische und lebensnahe Hilfen zur Schlafvorbereitung bei Einschlaf- und / oder Durchschlafschwierigkeiten. Dies geschieht auf Basis von gesicherten wissenschaftlichen Erkenntnissen der allgemeinen Prävention, der Schlafmedizin und der Chronobiologie. Dazu gehört auch zu verstehen, wie in unserer heutigen hektischen und häufig überfordernden Zeit unsere innere Uhr gestört wird und welche Lebensstiländerungen wie etwa ein entsprechend ausgerichteter Tagesablauf nötig sind, um wieder besser schlafen zu können.

Das Buch richtet sich an alle Betroffenen, deren Schlaf gestört ist. Es soll aber auch alle Gesundheitsinteressierte, die sich „nur" an gutem Schlaf erfreuen wollen und sich für das dafür nötige Hintergrundwissen interessieren, ansprechen. Menschen, die unter psychischem, körperlichem oder sozialem Stress stehen und lebensstilbedingte Schlafstörungen bereits im Vorfeld vermeiden wollen, bekommen fundierte Informationen vermittelt. Dieses Buch wendet sich aber auch an Personen aus den Gesundheitsberufen, Psychologen und Ärzte. Gäste und Patienten in Kurorten, Rehabilitations-, Wellness- und Gesundheitseinrichtungen, die sich um eine Verbesserung ihres Schlafes bemühen wollen, gehören ebenso zur Zielgruppe.

Ich bedanke mich bei den Mitarbeiterinnen von Springer, Frau Monika Radecki und Frau Anja-Raphaela Herzer, für die Anregung zu diesem Buch und ihre herzliche Art und gleichzeitig professionelle, engagierte und weiterführende Begleitung bei der Erstellung. Die intensive Begleitung durch die beiden war eine große Unterstützung für mich. Mein Dank gilt außerdem meiner Mitarbeiterin Michaela Kirschneck für die Vorbereitung der Graphiken und das Korrekturlesen sowie Wolfgang Brummer für die technischen Vorarbeiten bei den Abbildungen.

Ich habe keine gender-orientierte Sprache verwendet, sondern das generische Maskulinum als geschlechtsneutrale Form geschrieben - der besseren Lesbarkeit halber.

München, Deutschland   Prof. Dr. Dr. Angela Schuh
01 Apr 2022   prof.schuh@kurortmedizin.de

Inhaltsverzeichnis

Über die Autorin

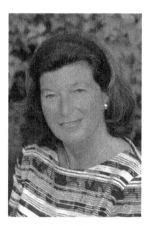

Frau Dr. rer. biol. hum. Dr. med. habil. Angela Schuh ist Professorin an der Ludwig-Maximilians-Universität München und Akademische Direktorin am dortigen Lehrstuhl für Public Health und Versorgungsforschung (IBE). Sie leitet das Fachgebiet Medizinische Klimatologie, Kurortmedizin und Prävention.

Frau Professor Schuh untersucht verschiedene Naturheilverfahren wie Klima- und Waldtherapie sowie die Einflüsse des Wetters auf die Gesundheit und deren Vermeidungsstrategien. Forschungsschwerpunkt ist die Entwicklung und Evaluation von Präventionskonzepten in Kurorten und Einrichtungen zur Gesundheitsvorsorge und Rehabilitation. Sie befasst sich beispielsweise mit stressbedingten Symptomen und deren Folgen wie Burnout und weiteren Erkrankungen. Zentrale Themen sind dabei die Förderung von gutem Schlaf sowie die Chronobiologie und deren Wirkweise bei der Prävention und Behandlung von lebensstilbedingten Schlafstörungen Schlafstörungen.

Die wissenschaftliche Arbeit von Frau Prof. Dr. Dr. Angela Schuh stellt sich in sechs Sach- und Lehrbüchern (www.kurortmedizin.de), über 250 wissenschaftlichen Publikationen und der erfolgreichen Betreuung von mehr als 30 Doktorarbeiten dar.

1

Einleitung

Schlaf ist keine sinnlos vergeudete Zeit, sondern ein wesentlicher Teil unseres Lebens. Wir sind nur in einem anderen Zustand als im Wachen. Guter Schlaf ist elementar für unsere körperliche und psychische Gesundheit! Es ist eindeutig bewiesen, dass Schlafstörungen in der heutigen Gesellschaft sehr häufig vorkommen und mit einer Vielzahl von körperlichen und psychischen Gesundheitsstörungen verbunden sind. Einer der wichtigsten Gründe für die Entstehung von Schlafstörungen ist unser Lebensstil. Er führt dazu, dass wir im Gegensatz zu unseren Vorfahren das Leben nicht mehr im Einklang mit der innere Uhr verbringen und deshalb den zirkadianen Rhythmus und damit Wachen und Schlafen durcheinanderwirbeln. Damit kommen Körper und Gehirn nicht zurecht.

Habe ich gut geschlafen! Ist es nicht wunderbar, tief und fest geschlafen zu haben, morgens zufrieden und frisch nach einer guten Nacht aufzuwachen? Es ist doch ein angenehmes Gefühl, morgens ausgeschlafen zu sein und ein neuer Tag beginnt! Womöglich ist es sogar ein sonniger Morgen und Sie hören beim Fensteröffnen das Singen der Vögel? Oder Sie machen schöne Musik an? Vielleicht erinnern Sie sich auch noch an einen Traum und können daraus etwas für sich ableiten.

Schlafen ist nicht – wie viele denken – verlorene Zeit! Wir ziehen uns dabei von der hektischen und anstrengenden Umwelt zurück, kommen zur Ruhe und können Träume erleben. Dies betrifft immerhin rund ein Drittel unseres Lebens. Es wäre doch wirklich schade um die Zeit, wenn diese große Spanne nicht als angenehm und schön empfunden, sondern als notwendiges Übel

© Der/die Autor(en), exklusiv lizenziert an Springer-Verlag GmbH, DE, ein Teil von Springer Nature 2022
A. Schuh, *Gesunder Schlaf und die innere Uhr*,
https://doi.org/10.1007/978-3-662-64953-4_1

angesehen werden würde. Auch die Evolution hat sicher nicht gewollt, dass wir Menschen einen so großen Anteil an unserer Lebenszeit unsinnig vertun. Guter Schlaf hat seinen Sinn und Zweck. Wir brauchen ihn nicht nur für unsere Erholung. Der Schlaf ist schon allein deshalb etwas ganz Besonders, weil in dieser Zeit unser Gehirn sehr aktiv ist, mehr als wenn wir wach sind. Es kann auch neue Erkenntnisse produzieren, was im Wachzustand nicht möglich ist, weil viel zu viel von außen einstürmt. Guter Schlaf verfestigt die geistigen, d. h. kognitiven Fähigkeiten. Im Schlaf lernen wir, verarbeiten unsere Eindrücke und das Erlebte bzw. Geschehene, Unwichtiges wird aussortiert, vergessen. Es bildet sich das Gedächtnis. Probleme werden im Schlaf gelöst. Guter Schlaf ist kreativ und bildet neue Gedankengänge ab. Er ist für die emotionale Ebene, d. h. für unsere Gefühlswelt wichtig. Der Schlaf hilft auch, neue Bewegungsabläufe und motorische Fertigkeiten aufzunehmen. Er hält uns gesund bzw. stärkt die Gesundheit auf allen Ebenen! Im Schlaf sind zahlreiche körperliche Funktionen bzw. Organe und – ganz wichtig ! - das Immunsystem hochaktiv. Zellen bilden sich neu und die Kinder wachsen.

Und schließlich beeinflusst er maßgeblich unser Wohlbefinden und damit die Lebensqualität, sorgt für Erholung und die Leistungsfähigkeit untertags. Guter Schlaf stärkt unsere Resilienz und erleichtert soziale Kontakte. Ausgeschlafen scheinen wir attraktiver auf unsere Mitmenschen zu wirken.

Aber die meisten Erwachsenen in Deutschland schlafen nicht wirklich gut. Mehr als jeder Zweite klagt über Einschlaf- und Durchschlafstörungen. Etwa ein Drittel der deutschen Bevölkerung weist Symptome einer nicht-organischen Schlafstörung auf. Nächtliche Ein- und Durchschlafstörungen, die mit Tagesmüdigkeit sowie sozialen und beruflichen Beeinträchtigungen einhergehen, werden als Insomnie bezeichnet. Meist sind lebensstilbedingte Schlafstörungen Ursache für eine Insomnie. Organisch begründete bzw. durch Erkrankungen entstehende Schlafbeeinträchtigungen gehören nicht dazu und werden in diesem Sachbuch nicht behandelt.

Zu wenig oder gestörter Schlaf vermindert die körperliche Leistungsfähigkeit am darauffolgenden Tag proportional zum Schlafdefizit. Auch zeigen sich Beeinträchtigungen in der Schilddrüsenaktivität und Störungen im Zucker- und Fettstoffwechsel. Schlechter Schlaf führt zu Übergewicht und befördert das Metabolische Syndrom, was schließlich zu Diabetes führt. (Metabolisches Syndrom ist eine heute zunehmende Erkrankung, bestehend aus hohem Blutdruck, Übergewicht, erhöhten Blutfettwerten und Blutzucker). Zu wenig und/oder gestörter Schlaf machen hungrig und dick, der Schlafforscher Professor Jürgen Zulley spricht sogar davon, dass Schlafmangel dick, dumm und krank macht! Dumm erwähnt er deshalb, weil schlechter Schlaf das Lernen und die Gedächtnisbildung beeinträchtigt. Das Immunsystem wird ebenfalls durch Schlafmangel massiv in seiner Arbeit behindert. Erkrankungen im Verdauungssystem, im Herz- und Kreislaufsystem sowie auch andere schwere Erkrankungen bis hin zu Krebs werden durch Schlafmangel gefördert. Epidemiologische Studien belegen vielfach, dass Menschen insbesondere mit chronischen Schlafstörungen eine stärkere Anfälligkeit für Unfälle und höhere Arbeitsunfähigkeitsraten haben, da Konzentration und Leistungsfähigkeit zum Teil massiv beeinträchtigt werden. Arbeitsausfälle, die durch Schlafmangel entstehen, kosten überdies die Wirtschaft und das Sozialsystem eine Menge Geld. Menschen mit Schlafstörungen gehen auch öfter zum Arzt und nutzen häufiger Maßnahmen aus dem Bereich der Gesundheitsversorgung.

Einer der wichtigsten Gründe für nicht-organische Schlafstörungen und schlechten Schlaf ist, dass unser heutiger Lebensstil die innere Uhr durcheinanderbringt. Der Körper gerät dadurch aus seinem schon aus der Evolution vorgegebenen Rhythmus. Die genetisch festgelegte Vorgabe, ob man Morgen oder Abendmensch ist, wird in den Hintergrund gedrängt und der zirkadiane Rhythmus (24-Stunden-Rhythmus) mit Wachen und Schlafen wird häufig von außen beeinflusst: In unserer modernen Gesellschaft ist der Mensch zunehmenden und komplexen Belastungen ausgesetzt, die sich sowohl aus der Arbeitswelt als auch dem persönlichen sozialen Umfeld ergeben. Es geht alles schneller und konzentrierter vor sich, wir sollen am besten rund um die Uhr verfügbar sein und können deshalb auch nicht so zeitig Zubettgehen, wie wir das vielleicht müssten. Viele Menschen, vor allem Arbeitnehmer und Schüler müssen unter der Woche viel zu früh aufstehen. Der Beruf und häufig auch das Freizeitleben sind durch Hektik, Stress und Zeitdruck gekennzeichnet. Durch die IT-Technologie wird von uns eine beständige Erreichbarkeit (Tag und Nacht) und sofortiges Reagieren und Handeln erwartet. Selbst das Freizeitleben, das durch Aktivitäten, Fernreisen, Funsport und Nervenkitzel geprägt ist, lässt keine Zeit mehr für Ruhe, Sich-Zurücklehnen, Besinnen und Erholung. Auf diese Belastungen muss der Mensch reagieren und ist damit häufig überfordert. Rund 8 von 10 Deutschen bezeichnen ihr Leben als stressbelastet. Es ist bekannt, dass sich Stress neben der psychischen Belastung auch auf zahlreiche Körperfunktionen auswirkt. Und vor allem: Menschen mit chronischem Stress weisen eine geminderte Schlafqualität auf!

Unsere moderne Lebensweise, die zunehmend losgelöst von zeitlichen Strukturen verläuft, stört somit unsere innere Uhr, was Schlafprobleme und Ent-Rhythmisierung verursacht und zu ernsthaften Störungen und Erkrankungen führt. Vor allem aus länger anhaltenden Schlafstörungen können sich im Laufe der Zeit akute oder chronische Erkrankungen entwickeln. Der Lebensstil ist dabei einer der größten Risikofaktoren!

Wenn sich bei gesunden Personen jeden Alters erste Schlafstörungen, Nervosität, Übergewicht, Magen-Darm-Beschwerden oder erhöhter Blutdruck sowie Gedächtnislücken, Verstimmungen, Zeichen eines sog. Burnouts wie innerer Rückzug, Depressionen oder sonstige gesundheitliche Symptome psychischer oder körperlicher Art zeigen, ist dies ein Hinweis darauf, dass man etwas ändern muss: Eine Veränderung des individuellen Lebensstils zu einer gesunden und risikoarmen Lebensweise hin!

Es gibt in unserem heutigen Leben viel zu viele vermeidbare Schlafstörer. Verbannen Sie diese aus Ihrem Leben! Natürlich ist dazu etwas Selbstdisziplin nötig.

Dieses Buch möchte Ihnen aufzeigen, wie wichtig guter und ausreichender Schlaf ist und wie er von der inneren Uhr abhängt. Es soll Ihnen Hinweise und Möglichkeiten an die Hand geben, ggf. Ihren Lebensstil für einen besseren Schlaf zu modifizieren. Denn guter Schlaf ist machbar!

2

Gesunder Schlaf – Was ist das?

Inhaltsverzeichnis

Der Mensch „verschläft" rund ein Drittel seines Lebens. Deshalb ist es umso wichtiger, dass er diese Zeit so gut und intensiv wie möglich verbringt. In diesem Kapitel werden die Grundlagen des Schlafes und wie der gute, optimale Schlaf verlaufen sollte, anschaulich und lebensnah erklärt. Auch was man sonst noch an Hintergrundinformationen braucht, um den Schlaf und seinen Ablauf zu verstehen, wird auf wissenschaftlicher Basis verständlich und konkret aufgezeigt. Die zahlreichen positiven Auswirkungen des guten Schlafes auf den Körper und die Psyche sowie die Begründung seiner Notwendigkeit runden das Kapitel ab.

© Der/die Autor(en), exklusiv lizenziert an Springer-Verlag GmbH, DE, ein Teil von
Springer Nature 2022
A. Schuh, *Gesunder Schlaf und die innere Uhr*,
https://doi.org/10.1007/978-3-662-64953-4_2

2.1　Schlafmerkmale

Guter Schlaf ist elementar für die seelische, geistige und körperliche Gesundheit.

Schlafen ist ein *vollkommen anderer Funktionszustand* des Körpers. Die Aktivität der Hirnrinde sowie tieferer Regionen verändert sich. Das Gehirn ist hochaktiv, die wichtigsten Sinne wie Sehen, Hören, Riechen und Fühlen sind dabei weitgehend ausgeschaltet und die gesamte Muskulatur ist schlaff. Die Augen bewegen sich, mal langsam, mal schnell. Der Schlaf folgt einem festgelegten Schema (Abschn. 2.2) mit einer bestimmten Abfolge.

Aber woran bemerken wir nun das Einschlafen? Dass jemand anderes eingeschlafen ist und auch, dass man selber schläft? Können wir das überhaupt bemerken? Was sind die typischen Merkmale, die den Schlaf von andern Zuständen wie beispielsweise einer Ohnmacht unterscheiden und auszeichnen?

Wenn *jemand anderes* eingeschlafen ist, lässt sich dies an folgenden Merkmalen festmachen:

- Die Person ist erweckbar, je nach Schlafstadium einfacher wie schon allein durch leises Ansprechen oder schwerer z. B. erst durch festes Rütteln.
- Schlafende haben eine ganz typische Haltung mit schlaffer Muskulatur. Sie sind in den Sessel oder aufs Bett gesunken. Wenn jemand im Sitzen eingeschlafen ist, dann hängt vielleicht der Kopf zur Seite oder leicht nach hinten. Bei einem im Liegen eingeschlafenen Menschen kann ein Arm herunterbaumeln. Der Körper ist schlaff.

Grundsätzlich versucht der Mensch sich zum Schlaf hinzulegen. Kinder schlafen in vielen verschiedenen Positionen. Mit zunehmendem Lebensalter wird häufig die Seitenlage eingenommen, wobei insbesondere die rechte Seite bevorzugt wird. Umfragen zeigen, dass weit mehr als die Hälfte der deutschen Bevölkerung auf der Seite liegend einschläft, gefolgt von Rücken- und Bauchlage. Schlafende rollen sich aber auch gerne auf einer Seite zusammen und schlafen in Embryohaltung. Ca. jeder 10. wechselt die Schlafposition häufig.

An sich selbst merkt man eigentlich erst wieder beim Aufwachen, dass man eingeschlafen war. Dann sind es aber untrügliche Zeichen, die auf den dagewesenen Schlaf hinweisen:

- Vielleicht erinnern Sie sich, noch eine Weile die Gespräche in der Fernsehdiskussion mitbekommen zu haben, bevor Sie vor dem Fernseher eingeschlafen sind. Die Inhalte sind zwar schnell verwischt, aber die

Stimmen haben Sie noch geraume Zeit wahrgenommen. Ihre Sinne waren noch länger aktiv und in dieser Phase kann man auch noch riechen, schmecken und auf Berührungen reagieren. Dann aber hat das Gehirn den Kontakt zur Umwelt verloren und Sie sind eingeschlafen.

- Die Wahrnehmung war nicht mehr vorhanden, deshalb haben Sie nicht mehr mitbekommen, was um Sie herum geschehen ist.
- Wenn wir wieder aufwachen, haben wir zunächst keine Ahnung, wie lange wir geschlafen haben. Man wundert sich beim Blick auf die Uhr sogar, wie viel Zeit vergangen ist. Das Zeitgefühl geht beim Schlafen verloren. Dies ist ein sicheres Zeichen, dass Sie geschlafen haben.
- Und sie wissen, ob sie gut oder schlecht geschlafen haben.

Früher, als die Menschen noch nicht seßhaft waren, haben sie nicht in Ruhe schlafen können. Die Gefahr war viel zu groß. In der frühen menschlichen Entwicklung wurde nur fraktioniert, d. h. nur wenige Stunden geschlafen, und die Zwischenzeit zum Jagen, Essen oder zur Fortpflanzung genutzt. Während der Evolution, im Laufe der Jahrtausende, sind die Menschen dann in Behausungen gezogen und konnten sich somit in Ruhe dem 24-Stunden-Rhythmus und dem regelmäßigen Schlafen und Wachen anpassen. Noch im vorletzten Jahrhundert bis ca. in die Mitte der 1900er-Jahre hat man durchschnittlich 9 oder 10 Stunden geschlafen. Es war normal zeitgleich mit den Hühnern, also wenn es dunkel wurde, ins Bett zu gehen und wenn es hell wurde, aufzustehen.

Der erwachsene Mensch *schläft heute im Durchschnitt 7 bis 8 Stunden*. Allerdings hat die mittlere Schlafdauer in den industrialisierten Ländern im letzten Jahrhundert um rund 2,5 Stunden, d. h. auf weniger als 7 Stunden pro Nacht abgenommen (Eugster 2019). Am kürzesten schlafen die Japaner, Grund dafür ist ihr Leistungsdenken. In der deutschen Bevölkerung liegt die durchschnittliche Schlafenszeit bei etwas über 7 Stunden. Sie gehen gegen 23 Uhr schlafen und stehen um kurz nach 06:15 auf. Nach dieser Untersuchung von Zulley (2018) sind die Deutschen eher Frühaufsteher, was überwiegend aus den Arbeits- und Schulzeiten resultieren dürfte (Abschn. 4.1.6), denn eigentlich besteht das deutsche Volk – wie wir in Abschn. 4.1.3 sehen werden – überwiegend aus Normaltypen und Abendmenschen, die an freien Tagen länger schlafen.

Die angemessene Schlafdauer verändert sich mit der Lebensphase. Entsprechend der amerikanischen National Sleep Foundation (Hirshkowitz et al. 2015) wird für gesunde Menschen die in Tab. 2.1 angegebene Schlafdauer empfohlen:

Tab. 2.1 Von der amerikanischen National Sleep Foundation empfohlene, gerade noch mögliche bzw. nicht empfohlene Schlafdauer in Stunden für verschiedene Altersgruppen (modifiziert nach Hirshkowitz et al. 2015). Ohne Berücksichtigung von Chronotypen (Abschn. 4.1.3)

Alter	Empfohlen	Möglich		Nicht empfohlen	
		kürzer	länger	weniger als	mehr als
0–3 Monate	1 –17	11–13	18–19	11	19
4–11 Monate	12–15	10–11	16–18	10	18
1–2 Jahre	11–14	9–10	15–16	9	16
3–5 Jahre	10–13	8–9	14	8	14
6–13 Jahre	9–11	7–8	12	7	12
14–17 Jahre	8–10	7	11	7	11
18–25 Jahre	7–9	6	10–11	6	11
26–64 Jahre	7–9	6	10	6	10
Über 65 Jahre	7–8	5–6	9	5	9

Die subjektive und objektive Schlafqualität verringert sich im Laufe des Lebens. Bereits ab 30 Jahren lässt sie etwas nach und man schläft flacher. Ab dem 45. Lebensjahr wird der *Schlaf noch flacher und subjektiv schlechter*. Das zirkadiane System (vgl. Abschn. 4.1) verliert allmählich an Flexibilität. Schlafstörungen, Schlafverlust und Schichtarbeit wiegen dann noch schwerer.

2.2   Schlafstadien und Schlafrhythmus

2.2.1   Schlafstadien

Im Schlaf werden in der Regel folgende Schlafstadien in einer regelmäßigen Abfolge durchschritten: Ruhiges Wachsein, Einschlafstadium, Leichter Schlaf, Tiefschlaf (alles als Non-REM-Schlaf bezeichnet) und der REM-Schlaf. In einer durchschnittlichen Nacht laufen etwa fünf vollständige Schlafzyklen hintereinander ab.

Mehr als die Hälfte der gesamten Schlafenszeit verbringt ein Erwachsener in den leichten Schlafstadien N1 und N2, der REM-Schlaf nimmt etwa ein Fünftel der Schlafenszeit ein. Auch der wichtige Tiefschlaf nimmt nur wenig Zeit in Anspruch (Tab. 2.2). Umso mehr muss darauf geachtet werden, dass er stattfinden kann.

Die Schlafstadien können anhand der elektrischen Gehirnwellen (Hirnströme) gemessen bzw. identifiziert werden:

Ruhiges Wachsein
Zum einschlafen können gehört nicht nur Müdigkeit, sondern auch vorherige geistige und körperliche Entspannung. Der Entspannungszustand zeigt sich

Tab. 2.2 Der durchschnittliche Anteil der einzelnen Schlafstadien an der Gesamt-schlafenszeit beim gesunden erwachsenen Menschen (modifiziert nach Eugster 2019)

Schlafstadien	Name	Zeitanteil
N1 und	Einschlafstadium	60 %
N2	Leichter Schlaf	
N3	Tiefschlaf	20 %
REM	REM-Schlaf	20 %

durch das Auftreten von sog. *Alphawellen* im Gehirn. Anspannung hindert fast immer am Einschlafen, außer man ist „todmüde" und hat einen hohen Schlafdruck. Wenn jemand jedoch richtig entspannt ist, ist Schlaf auch ohne müde zu sein möglich! Dieser Zustand der tiefen Entspannung ist auch als Ergebnis verschiedener Body-Mind Verfahren (Abschn. 5.6) wie Autogenem Training, bei denen die Teilnehmer unter Umständen während der Durch-führung einschlafen, bekannt.

Einschlafstadium (N1)

Einschlafen und Aufwachen (s. u.) werden neueren Erkenntnissen zufolge (Gent et al. 2018) vom Hypothalamus gesteuert. Er ist eine wichtige Schalt-zentrale im Gehirn, mit fast allen Gehirnregionen vernetzt und ist in die Steue-rung verschiedener Funktionen wie Aufmerksamkeit, Sinneswahrnehmung, Kognition und Bewusstsein eingebunden.

Das Einschlafstadium ist gekennzeichnet durch Dösen und *„Pendeln" zwi-schen Wachen und Schlafen.* Kurzes Einschlafen wechselt sich mit wieder flüch-tigem Aufwachen ab. Die Augen bewegen sich hin und her und rollen. Dies ist ein Zeichen, dass der Schlaf schon ganz nah ist. Die Muskulatur entspannt sich und kann dabei unwillkürlich zucken. Puls und Atmung werden gleich-mäßiger. Das Einschlafstadium dauert normalerweise 10 bis 15 Minuten, Männer schlafen meist schneller ein, Frauen brauchen etwas länger.

In der Einschlafphase ist man *leicht erweckbar.* Ungewohnte Geräusche oder Berührungen lassen einen wieder aufwachen und aufschrecken. Dies ist noch aus der Evolution übriggeblieben, denn als die Menschen noch in Wäldern und Höhlen lebten, mussten sie ständig fluchtbereit sein. Deshalb schlafen wir auch heute noch schlechter ein oder wachen nachts auf, wenn wir nicht in unserem gewohnten Umfeld übernachten, sondern beispielsweise in einem Hotel oder einer fremden Ferienwohnung. Dauert es regelmäßig länger als 30 Minuten bis zum Einschlafen, so kommt eine Schlafstörung in Betracht.

Leichter Schlaf (N2)

Jetzt ist der Mensch eingeschlafen (Definition: Erste Minute Stadium N2) und befindet sich im Leichtschlaf. Puls und Atmung werden langsamer, die Augen bewegen sich kaum mehr. Leichte Berührungen spürt man nicht mehr.

Dennoch ist der Schlaf in dieser Schlafphase *noch leicht störbar.* Auch dabei handelt es sich um ein Erbe aus der menschlichen Entwicklungsgeschichte, welches zum Beispiel bei Müttern von kleinen Kindern zu beobachten ist: Auch wenn das Baby keinen Muckser gemacht hat, wacht die Mutter trotzdem „vorsichtshalber" auf und sieht nach, ob es ihrem Kind gut geht. Deshalb können auch Licht oder fremde akustische Ereignisse einen in den ersten Schlafphasen wecken. Dann sollten wir uns nicht aufregen, nicht auf die Uhr schauen und ruhig liegen bleiben, wissend, dass wir gleich wieder einschlafen werden. Ein Gang zur Toilette sollte bei möglichst gedämpften, weichen und tiefstehendem Licht vorgenommen werden. Und danach ist es angebracht, sofort ins Bett zurückzukehren und sich einzukuscheln (Abschn. 5.2).

Leichter Schlaf zeichnet sich durch *besondere Hirnströme* aus, den sog. Schlafpaddels. Sie sind zwischen den langsamen Wellen des Stadiums N2 eingebettet und zeigen einen heftigen Aktivitätsausbruch der Gehirnwellen an. Diese spindelförmigen Wellen treten auf, wenn Lernprozesse und Gedächtnisspeicherung stattfinden (Ruch et al. 2012, Cox et al. 2017). Der leichte Schlaf ist demnach bereits für die Speicherung von Gelerntem im *Kurzzeitgedächtnis* zuständig, unabhängig vom Tiefschlaf und REM-Schlaf.

Tiefschlaf (N3)

Im Tiefschlaf regeneriert sich der Körper. *Jetzt findet die Erholung des Körpers statt!* Blutdruck und Puls sind niedrig, die Körperkerntemperatur erreicht allmählich ihren niedrigsten Wert (Abb. 2.3). Der Schlafende atmet gleichmäßig, ruhig und tief und bewegt sich fast nicht mehr. Je tiefer der Schlaf ist, desto schwerer ist man zu wecken. Wird man doch aus dem Tiefschlaf herausgerissen, dann fühlt es sich wie mit ein Promille Alkohol an. Daher stammt der Begriff der „Schlaftrunkenheit".

Diese Schlafphase ist *für die körperliche Gesundheit elementar.* Ab der ersten Tiefschlafphase wird Wachstumshormon ausgeschüttet, das zur Regeneration und Neubildung von Zellen und dem Wachstum der Knochen bei Kindern beiträgt. Deshalb brauchen Kinder auch unbedingt ihren frühen Schlaf! Vor allem aber ist dieser Teil des Schlafes für das Immunsystem von größter Bedeutung. Denn das *Immunsystem ist ab der ersten Tiefschlafphase am aktivsten* und das immunologische „Gedächtnis", das ein wichtiger Teil der Immunabwehr ist, bildet sich aus.

Die wichtigsten Hirnströme im Tiefschlaf sehen wie langsame Schwingungen mit hoher Amplitude aus und werden als *Delta-Wellen* bezeichnet. An ihrer Ausprägung ist abzulesen, dass die Aktivität von Synapsen, den Verbindungsstellen zwischen den Nerven, während des Tiefschlafs teilweise sehr hoch ist, dann wieder sind sie inaktiv. Dieses „Herunterfahren" wird als

Voraussetzung dafür angesehen, dass im Gehirn neues Fassungsvermögen geschaffen wird und wieder eine neue Aufnahme von Informationen möglich ist (Nissen 2019). Der Tiefschlaf beseitigt unnötige neuronale Verbindungen und räumt den Speicherplatz wieder frei. Die ruhigen langen Wellen bewegen somit praktisch jede Nacht die Informationen der aktuellen Erfahrungen aus einem *Kurzzeitspeicher in den sicheren Langzeitspeicher* und legen sie dort ab. Im Tiefschlaf findet die langfristige Gedächtnisbildung statt! Man kann zusätzlich davon ausgehen, dass im Tiefschlaf auch Erinnerungen wieder extrahiert und somit verfügbar gemacht werden (Walker 2018).

Es gibt aber auch Hinweise darauf, dass im Tiefschlaf (neben dem REM-Schlaf) *ebenfalls Lernprozesse stattfinden.* Dies zeigt sich durch das Auftreten von Schlafpaddels, die ein Zeichen von Lernvorgängen im Gehirn sind, auch in den leichteren Phasen des Tiefschlafs.

Der Körper durchläuft *höchstens drei Tiefschlafphasen.* Die Dritte ist dann schon weniger tief und kürzer. Das hängt damit zusammen, dass dann die Körperkerntemperatur (Temperatur des Gehirns und der inneren Organe, Abschn. 2.3.2) in ihrer 24-stündigen Schwankung den tiefsten Punkt erreicht hat. Wann dies geschieht, ist vom individuellen Chronotyp (Abschn. 4.1.3) abhängig, beim Normaltyp ist dies zwischen 3 und 4 Uhr morgens. Dann beginnt der Körper mit der ersten und langsamen Vorbereitung des Aufwachens und schüttet u. a. das Stresshormon Kortisol aus.

REM-Traumschlaf (rapid eye movement)
Dies ist die Phase der *schnellen Augenbewegungen.* Puls, Blutdruck und Atmung sind unregelmäßig. Im REM-Schlaf ist das Gehirn *ganz besonders aktiv,* stark durchblutet und es träumt. Dabei sehen die Hirnströme fast so wie im Wachen aus. *Jeder Mensch träumt in jeder REM-Phase* (Abschn. 2.7). Die Erinnerung an einen Traum ist in der Regel aber nur dann vorhanden, wenn man direkt aus der REM-Phase erwacht.

Die Muskulatur ist im REM-Schlaf völlig entspannt, d. h. man ist *bewegungsunfähig.* Dabei handelt es sich um eine Schutzfunktion des Körpers, die verhindert, dass in den Träumen vorkommende Bewegungen ausgeführt werden. Trotzdem können in seltenen Fällen, wenn die Träume sehr intensiv sind und vielleicht große Angst erzeugen, ruckartige und vollständige Bewegungen zustande kommen (Zulley 2018). Beim Verlassen der REM-Phase verschwindet die Lähmung normalerweise sofort wieder. Selten erleben Menschen jedoch, dass sie sich beim Aufwachen nicht bewegen können. Dies macht zwar Angst, ist aber harmlos, hat keinen Krankheitswert und geht in der Regel schnell vorüber.

Der REM-Schlaf ist die Zeit, in der bewertet und verarbeitet wird, was am Tag aufgenommen und vorläufig gespeichert wurde. Im REM-Schlaf *sortiert das Gehirn Unwichtiges* aus. Der Mensch erinnert sich deshalb nur noch an Wichtiges oder Besonderes und das Unwichtige wird gelöscht. Somit sind die REM-Phasen die Schlafabschnitte, in denen das Gehirn Bagatellen und Dinge, die nicht wichtig sind, vergisst und damit im wahrsten Sinne des Wortes das Tagesgeschehen *„ausmistet".* Dies geschieht anscheinend dadurch, dass die Aktivität mancher Synapsen wieder reduziert wird oder sie sogar wieder ganz abgebaut werden, so dass nur noch wichtige Verbindungen bestehen bleiben (Nissen 2019). Es wird vermutet, dass am Abbau von Synapsen auch die Träume (Abschn. 2.7) der REM-Phasen beteiligt sind (Mast 2019). Deshalb kann man davon ausgehen, dass im REM-Schlaf vor allem die *psychische Erholung* stattfindet.

Das Gehirn übt im REM-Schlaf bestimmte Dinge und es finden wie in den anderen Schlafphasen ebenfalls Lernprozesse statt (Cellini et al. 2016). Der REM-Schlaf ist nach neuesten Erkenntnissen (Walker 2018) offensichtlich ein Zustand, in dem eine Quervernetzung von neuen Informationen mit früheren Erfahrungen ermöglicht wird, was als Voraussetzung für *neue Einsichten und Kreativität* gelten kann (Nissen 2019). Träume bieten zusätzlich Lösungen für Probleme an. Außerdem findet im REM-Schlaf eine starke *Bildung von Gefühlen* statt.

Da der tiefe Non-REM-Schlaf (Tiefschlaf) bereits die Voraussetzungen geschaffen hat, kann der REM-Schlaf verbinden, verknüpfen und neues produzieren (Walker 2018).

Nächtliches Aufwachen

In der Nähe der REM-Phase oder aus Stadium 2 ist es leicht möglich, aufzuwachen. Dies ist eigentlich nichts Unnatürliches, denn man erwacht *durchschnittlich 28-mal pro Nacht.* Wir bemerken allerdings nur Wachphasen, die länger als ungefähr 3 Minuten sind (Zulley 2005). Dann ist es wichtig, gelassen zu bleiben, möglichst nicht aufzustehen und kein Licht anzumachen. Häufiges nächtliches Aufwachen sollte, obwohl es unangenehm ist, akzeptiert werden. Das Wissen, dass Aufwachen völlig normal ist, verhindert, dass wir uns ärgern und deshalb wach bleiben! Weitere Tipps finden sich in Kap. 5.

Die Aufwachphase

Das morgendliche Aufwachen läuft wie das Einschlafen in Form eines „Pendelns" ab. Wir sind ausgeschlafen, wenn die individuelle optimale Schlafdauer abgelaufen ist und man von selbst aufwacht. Beim erzwungenen Aufwachen dauert die Pendel-Phase länger. Es kann einem dann auch noch nach dem Aufwachen einen Moment „schwummrig" sein, ähnlich wie bei der sogenannten Schlaftrunkenheit. Erklärung dafür ist, dass in den ersten

Minuten nach dem Aufwachen, insbesondere, wenn man zu kurz geschlafen hat oder Schlafprobleme hatte, bestimmte Hirnareale noch weiter „dösen" (Mathis 2019).

In gewissen Grenzen soll sogar regelmäßiges „Terminerwachen" nachts oder morgens trainierbar sein. Hierbei handelt es sich um eine Selbststeuerungstechnik, die man beispielsweise im Autogenen Training erlernt.

2.2.2 Schlafrhythmus

Der Schlaf besteht aus mehreren, in der Regel *fünf bis sechs Schlafzyklen*, die beim gesunden Menschen zwischen 70 und 110 Minuten, im Mittel jeweils 90 Minuten dauern. Alle Zeitangaben sind dabei Durchschnittswerte und können individuell variieren, u. a. in Abhängigkeit vom Chronotyp (Abschn. 4.1.3) oder ob man Lang- oder Kurzschläfer (Abschn. 2.4) ist. Wenn keine organische Erkrankung vorliegt, läuft jeder Schlafzyklus geordnet nach den einzelnen, oben beschriebenen Schlafstadien ab: Ruhiges Wachsein (W), Einschlafstadium (N1), leichter Schlaf (N2), Tiefschlaf (N3) und REM-Schlaf.

Das sog. ideale Schlafprofil zeigt, wie der Schlaf im Optimalfall ablaufen sollte (Abb. 2.1). Es ist hervorragend geeignet, um viel über den Schlaf zu lernen:

Die Einschlafenszeit ist individuell unterschiedlich, aber entsprechend des Chronotyps (Abschn. 4.1.3) ziemlich festgezurrt. In obiger Darstellung ist

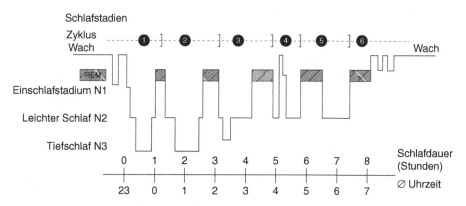

Abb. 2.1 Das ideale Schlafprofil mit den einzelnen Schlafstadien. Ausgerichtet an durchschnittlicher Einschlafzeit um 23 Uhr. Schlafdauer in Stunden. Sechs Schlafzyklen mit Einschlafstadium, leichtem Schlaf und tiefem Schlaf. REM-Schlaf schraffiert. Eine Aufwachphase im Zyklus 4, „Pendeln" beim Einschlafen und Aufwachen. Adaptiert nach Schandry (1988) und Robert Koch Institut (2005).

für das Einschlafen als Beispiel 23 Uhr gewählt, da dies der durchschnittliche Zeitpunkt ist, an dem die Deutschen abends Schlafengehen.

Wenn wir uns richtig auf den Schlaf vorbereitet haben, z. B. nach einem entspannten Abend mit geeigneter Beleuchtung, ohne späte IT-Nutzung und mit einem entsprechenden Ritual zur Schlafvorbereitung (Abschn. 5.2), dann sinken wir aus dem ruhigen Wachsein sehr schnell in das Einschlafstadium N1 und sind nach ca. 10 bis 20 Minuten eingeschlafen. Dann ist die erste Minute von leichtem Schlaf N2 erreicht, was das Eingeschlafensein definiert. Danach gelangt man ebenso schnell in den Tiefschlaf, der ca. 30 Minuten dauert. Anschließend findet ein schnelles „Auftauchen" wieder in Stadium N1 und dann in die REM-Phase statt.

Betrachten wir das Schema genau, so fällt direkt auf: Es gibt nur zwei- bis dreimal Tiefschlaf! Er entsteht gleich am Anfang des Schlafes, d. h. *die Tiefschlafphasen liegen in der ersten Schlafhälfte!*

Hier findet ein Satz, den die Oma häufig gesagt hat, seine Berechtigung: „Der Schlaf vor Mitternacht ist der Beste"! Dabei geht es nicht um Mitternacht, sondern um die ersten ein, zwei Schlafzyklen. Sie sind die wichtigsten der ganzen Nacht. Der Tiefschlaf ist *unverzichtbar* und findet nur in den ersten vier bis höchstens fünf Stunden nach dem Einschlafen statt (Zulley 2018).

Nachdem man die Tiefschlafphasen durchlaufen hat, wird der Schlaf flacher. Ohnehin ist die dritte Tiefschlafphase schon deutlich weniger ausgeprägt. Der REM-Schlaf, in dem u. a. geträumt wird und der *von der ersten Schlafphase an* auftritt, wird mit jedem Zyklus länger. Die REM-Phasen können in den frühen Morgenstunden bis zu einer Stunde dauern.

Solange die äußeren Zeitgeber (Tag/Nacht bzw. Hell/Dunkel, vgl. Abschn. 4.1.4) gleichbleiben, kann man seinen Schlaf-Wach-Rhythmus um etwa ein bis zwei Stunden verschieben (Zulley 2018). Mehr ist aber kaum möglich, ohne gesundheitliche Schäden davonzutragen. Dies bedeutet bildlich gesehen, dass das Konstrukt des Schlafprofils nicht beliebig nach hinten verschiebbar ist und nur in gewissen, engen Grenzen „umtrainiert" werden kann. Dies ist ein großes Problem unseres Lebensstils oder bei der Schichtarbeit. Der Mensch ist nicht daran gewöhnt, immer erst gegen 02 Uhr schlafen zu gehen, obwohl er eigentlich bereits um 23 Uhr müde ist (bezogen auf das Beispiel aus dem Schlafprofil). Denn dann kommt kein oder kaum mehr Tiefschlaf zustande. Durch zu spätes ins Bett gehen verpassen wir den Tiefschlaf. Dabei kann nur die erste, je nachdem aber auch die zweite bzw. dritte Phase betroffen sein.

Konkret bedeutet dies, dass man *entsprechend seines Chronotyps (Abschn. 4.1.3) zur richtigen Zeit schlafen* sollte. Wichtig ist nur, seine individuelle optimale Einschlafenszeit zu kennen und dem Körper nachzugeben, wenn er anzeigt, dass er müde ist. Dann sollte der Mensch ins Bett gehen und die ersten Schlafphasen in Ruhe durchleben.

Ist somit versäumter Tiefschlaf gar nicht nachholbar? Nicht wirklich! Die verpassten Prozesse u. a. des Immunsystems sind ein für alle Mal verloren. Auch in der darauffolgenden Nacht finden *nicht mehr Tiefschlafphasen* statt. Sie können aber zumindest von höherer Qualität sein. In Abhängigkeit vom noch vorhandenen Schlafdefizit, kann zudem die erste Tiefschlafphase in der Folgenacht länger dauern.

Eine gute Möglichkeit Tiefschlaf zumindest zum Teil „nachzuholen" besteht jedoch mit einem Mittagsschlaf (Abschn. 2.6) am nächsten Tag. Er sollte dann *ca. 90 Minuten* dauern, damit ein ganzer Zyklus, der auch eine Tiefschlafphase enthält, durchlaufen werden kann.

Und wie ist es mit dem *zu frühen* Aufwachen oder Aufstehen? Dann verpasst man die eine oder andere REM-Phase. Aus dem Schlafprofil ist aber abzulesen, dass bereits ab dem ersten Schlafzyklus REM-Phasen auftreten, und sie bis zum Morgen hin immer länger werden. Wir *verlieren also morgens eine Menge REM-Schlaf*, den wir u. a. zum Aussortieren und Träumen benötigen. Insgesamt jedoch wirkt sich der Verlust eines Teils des REM-Schlafs *nicht so schlimm* aus, wie der Verlust des Tiefschlafs. Wir sollten uns aber im Klaren darüber sein, dass Tiefschlaf und REM-Schlaf, beide unterschiedliche Aufgaben für die körperliche und geistige Gesundheit erfüllen und dass es auf alle Fälle einen Schaden hervorruft, wenn diese Aufgaben nicht – bzw. nicht vollumfänglich – ausgeführt werden können.

Auch bei optimalem Schlaf kann der Mensch vor allem aus der REM-Phase kurz aufwachen. Meist wird es gar nicht bemerkt und wenn, dann sollte ihm keine Bedeutung beigemessen werden.

Nächtliches Aufwachen, gegen oder nach drei, vier Uhr ist dagegen schon etwas problematischer: Der Grund dafür ist, dass sich der Körper schon auf das Aufwachen einstimmt und u. a. Kortisol bildet, das aktiviert. Dadurch kann das Wiedereinschlafen stark gestört oder gar verhindert werden. Beim Aufwachen um diese Zeit erlebt der Mensch außerdem einen absoluten Tiefpunkt, sowohl körperlich als auch psychisch. (Warum dies so ist, erfahren Sie in Kap. 4). Deshalb kommen häufig negative und belastende Gedanken auf, die wiederum zu Anspannungen führen. Auch die Angst nun zu wenig Schlaf zu bekommen, setzt einen so unter Stress, dass die meisten Menschen dann nicht mehr oder nur schwer wieder einschlafen können. In dieser Situation ist es hilfreich zu wissen, dass zu dieser Zeit der Tiefschlaf, der für die körperliche Gesundheit so enorm wichtig ist, *bereits vorbei ist!* Somit können wir eigentlich beruhigt sein, wenn wir jetzt aufwachen: Die Tiefschlafphasen wurden schon durchlaufen und nun ist es zwar noch erholsam, aber nicht mehr so wichtig, zu schlafen. Der fehlende REM-Schlaf kann in der nächsten Nacht durch höhere Qualität ausgeglichen werden. Außerdem gibt es zahlreiche weitere nicht-medikamentöse und nicht-psychiatrische Möglichkeiten, um etwas gegen diese frühmorgendliche Schlaflosigkeit zu tun. Sie sind in Kap. 5 beschrieben.

2.2.3 Schlafstadien und Schlafarchitektur im Laufe des Lebens

Im Laufe des Lebens verändert sich der Schlaf-Wach-Rhythmus: Vor der Geburt befindet sich ein Fötus fast ununterbrochen in einem schlafähnlichen Zustand. Etwa ab dem sechsten Schwangerschaftsmonat sind Hirnströme ausgebildet, die dem REM-Schlaf ähnlich sind (Walker 2018). In den letzten Wochen vor der Geburt wird der Anteil am REM-Schlaf immer höher, bis sich das Baby unmittelbar vor der Geburt nur noch darin befindet. Der *REM-Schlaf* scheint nun besonders wichtig für die gesamte Entwicklung zu sein, denn in dieser Zeit werden beim Fötus beispielsweise schon Millionen von Synapsen im Gehirn angelegt, die das Kind dann nach der Geburt durch Lernvorgänge sortieren und ordnen muss.

Säuglinge verschlafen den Großteil des Tages, ihre Hirnströme zeigen dabei ebenfalls überwiegend REM Schlaf an. Sie schlafen noch um die 20 Stunden pro Tag. Im sechsten Lebensmonat sind Non-REM und REM-Schlaf etwa gleich viel vorhanden, danach wird der REM-Schlaf langsam weniger. Eine häufig angegebene Hypothese, warum Säuglinge überhaupt so viel schlafen müssen ist, dass Neugeborene die vielen äußeren Reize, die auf sie einströmen, aufnehmen bzw. lernen müssen. *Zur Reifung des Gehirns wird also viel Schlaf benötigt.* Der Säuglingsschlaf besteht deshalb aus 24stündigen Schlafphasen, die von kurzen Wachphasen unterbrochen werden. Dieser fraktionierte Schlaf-Wach-Rhythmus ist darin begründet, dass bei der Geburt die Fähigkeit zum Schlafen bereits vorhanden ist, der Suprachiasmatische Nucleus (Abschn. 4.1.5), der die innere Uhr steuert, sich aber noch richtig ausbilden muss. Dies sollte nach dem ersten Lebensjahr insoweit abgeschlossen sein, dass das Baby einen Schlaf-Wach-Rhythmus entwickelt hat, der es tagsüber wach sein und nachts schlafen lässt. Kleine Nickerchen zwischendurch bleiben aber bis zum Kindergartenalter erhalten (Mednick 2013).

Bei Kindern zwischen zwei und fünf Jahren liegen die Schlafenszeiten bereits später und der REM-Schlaf wird weiter weniger (ca. 30 %). Sie brauchen aber auch *noch bis zu 13 oder 14 Stunden Schlaf.* Optimalerweise machen Kinder dieses Alters noch einen Mittagsschlaf. Dabei ist die Gedächtnisbildung eine der Hauptfunktionen des Schlafs bei Kindern im Vorschulalter, (Kurdziel et al. 2013).

Bei sechs- bis achtjährigen Kindern, sollte dann bereits eine nächtliche Schlafdauer zwischen acht und 10 Stunden bestehen, wobei sie nun schon besser durchschlafen und weniger aufwachen. Kinder dieser Altersgruppe haben nur selten Tagschlaf. Auch wenn sie keinen Mittagsschlaf mehr machen, ist die schlafabhängige *Gedächtniskonsolidierung* bei Kindern mit zunehmendem Alter, auch bei immer längerer Wachzeit zwischen Lernen und Nachtschlaf, gut möglich. Dies zeigte sich bei einer Studie, in der visuell-räumliche Aufgaben durchgeführt wurden. Dabei war die Leistungssteigerung nach dem Nachtschlaf bei Sechs- bis Achtjährigen ähnlich mit der von Erwachsenen (Mednick 2013). Vergleichbare Ergebnisse finden sich bei neun bis 12-jährigen Kindern.

Jugendliche brauchen besonders viel Tiefschlaf, denn in dieser Altersgruppe geht es dem Gehirn nun nicht mehr darum Synapsen zu bilden, sondern sie – zugunsten einer *größeren Qualität und Effektivität* – zu optimieren und zu reduzieren. Dabei treibt wohl der Tiefschlaf die „Gehirnreife" voran (Walker 2018). Ungünstigerweise verändert sich aber bei den Jugendlichen vorübergehend der Schlaf-Wach-Rhythmus: Unter den hormonellen Einflüssen während der Pubertät und Postpubertät *verschiebt sich der Schlaf zu späteren Zeiten* (Abschn. 3.2), was zu einem erheblichen Schlafmangel bei Jugendlichen führen kann.

Erwachsene verbringen ihre Schlafenszeit zu jeweils rund einem Fünftel im Tiefschlaf und im REM-Schlaf und zu drei Fünfteln im leichten Schlaf (Tab. 2.1). Insgesamt kommen sie damit auf sechs bis acht Stunden. Allerdings verändert sich die subjektive und objektive Schlafqualität im Laufe des Lebens. Bereits ab 30 Jahren lässt sie etwas nach und der Schlaf wird flacher. Ab dem 45. Lebensjahr wird der *Schlaf subjektiv schlechter* und die Qualität der Tiefschafphasen sowie gegebenenfalls auch die Anzahl nehmen deutlich ab (Walker 2018). Das zirkadiane System (vgl. Abschn. 4.1) verliert allmählich an Flexibilität. Schlafstörungen, Schlafverlust und Schichtarbeit wiegen dann noch schwerer.

Bei Senioren kann es zu einer *leichten Verschiebung* der Zubettgehzeiten und entsprechend der Aufwachzeiten nach vorne kommen. Allerdings muss das nicht zwangsläufig einen schlechten Schlaf bedeuten, sondern im Gegenteil bemerken viele ältere Menschen sogar eine Verbesserung ihres Schlafes durch frühere Schlaf- und Wachzeiten (Mednick 2013). Wie sehr sich dies jedoch auswirkt, ist sehr verschieden, hängt vom Lebensstil und vom Alterungsprozess sowie dem Umgang damit ab. Die individuellen Unterschiede nehmen hinsichtlich Gesundheit und Leistungsfähigkeit mit zunehmendem Alter zu (Höffe 2018).

Die häufige Argumentation, dass *ältere Menschen weniger Schlaf brauchen*, stimmt nicht (Walker 2018)! Generell treten bei älteren Menschen, die körperlich und geistig „fit" sind, den Schlaf verschlechternde Prozesse später oder gar nicht auf. Entsprechend haben zufriedene und aktive Senioren nicht mehr Schlafstörungen als Jüngere (Zulley 2015). Lediglich die *Zeitdauer bis zum Einschlafen* kann etwas länger sein und etwa 30 Minuten betragen. Dennoch haben manche Senioren *starke Schlafstörungen*, mit einem Mangel an Schlafqualität und Schlafeffizienz, bei einer Schlafenszeit von nur noch 70 bis 80 % im Vergleich zu jüngeren Jahren. Auch kann der Nachtschlaf bei Senioren bis zu 2 Stunden *durch Wachphasen unterbrochen* sein (Deutsche Gesellschaft für Schlafmedizin 2011), was selbstverständlich eine Belastung darstellt. Ist dies der Fall bzw. wird man zu früh wach, dann ist ein ausgedehnter Mittagsschlaf mit Tiefschlaf höchst sinnvoll, solange dadurch das abendliche Einschlafen nicht beeinträchtigt wird.

Wenn Senioren bzw. alte Menschen über Schlafstörungen klagen, liegt dies jedoch nicht nur am biologischen Nachlassen der Ausprägung des Schlaf-Wach-Rhythmus, sondern häufig auch an vorhandenen *Erkrankungen und Medikamenten*, die den Schlaf stören. Äußere Einflüsse spielen zusätzlich eine erhebliche Rolle: Senioren sind unter Umständen untertags körperlich weniger aktiv und verbringen – wenn überhaupt – häufig nur kurze Zeit im *hellen Tageslicht*. Dies wirkt sich stark in Hinblick auf den zirkadianen Rhythmus (Abschn. 4.1.6) und Schlafstörungen aus. Allein zu leben mit nur wenigen Sozialkontakten, Schwerhörigkeit oder schlechte Sehkraft, tragen zu einem *Rückzug in die eigenen vier Wände* bei und verstärken das Problem. Leider sind auch heute noch Bewohner von Seniorenheimen äußeren Zeitgebern ausgesetzt, die oft nicht zu ihrem Chronotyp passen. Dazu gehört vor allem zu wenig helles Tageslicht, aber auch – *aufgrund des Heimablaufes* – zu frühes aufgeweckt werden, unangemessene Essenszeiten und zu frühes Schlafengehen. Auch dadurch können Schlafstörungen auftreten, die dann nicht direkt durch das Alter hervorgerufen werden, sondern lebensstilbedingt sind.

Eine Studie (Wade et al. 2014) weist darauf hin, dass für ältere Menschen mit Schlafstörungen die Einnahme von *Melatonin* („Schlafhormon") eine Option darstellen kann, um den möglicherweise. abgeflachten zirkadianen Rhythmus im Alter wieder zu stärken. Die Autoren fanden, dass die untersuchten Senioren (55 bis 80 Jahre) nach Melatoningabe schneller einschlafen, besser schlafen und morgens ausgeruhter sind.

2.3 Physiologische Hintergrundinformationen

2.3.1 Thermoregulation und Schlaf

Der Körper benötigt ein Gleichgewicht zwischen der produzierten und der an die Umgebung abgegebenen Wärme unter wechselnden Umgebungsbedingungen und bei unterschiedlicher eigener Stoffwechselleistung. Wärmebildung und Wärmeabgabe müssen gleich sein. Dafür ist die menschliche Thermoregulation bestimmend.

Die *Wärmeproduktion* findet durch Stoffwechselvorgänge, u. a. durch Nahrungsaufnahme und deren Verbrennung, oder durch Muskelarbeit im Körperkern statt. Die Wärmeabgabe hängt dabei in starkem Maße von der Leistungsfähigkeit und dem Trainingszustand des Thermoregulationssystems sowie von der Umgebung ab.

Die Temperatur ist jedoch innerhalb des Körpers nicht gleichmäßig verteilt und man muss zwischen Körperkerntemperatur und Körperschalentemperatur unterscheiden (Abb. 2.2):

Die *Wärmeabgabe ist für guten Schlaf sehr wichtig!* Dazu messen Temperaturfühler (Thermorezeptoren) im Gehirn permanent die Temperatur des Blutes in diesem Bereich. Wird es zu warm bzw. soll zur Nacht hin die Körperkerntemperatur absinken (s. u.), werden die Hautgefäße weit gestellt. Damit

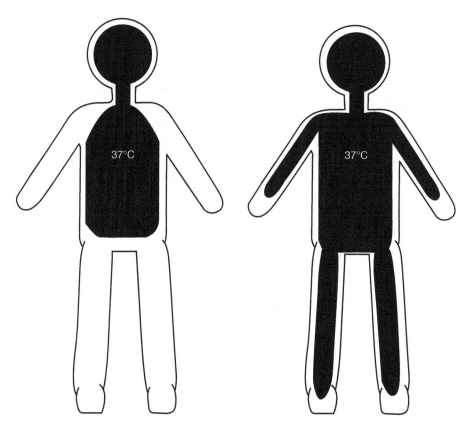

Abb. 2.2 Modell Körperkern-Körperschale, adaptiert nach Brück 1980. Körperkern (schwarz) in Ruhe bei 20 °C (links) und bei höherer Raumtemperatur (rechts)

kann vermehrt Blut in die Haut fließen. Das Blut *transportiert die Wärme* vom Körperkern in die Haut, in die Körperschale. Dieser Vorgang ist in obiger Abbildung dargestellt. Die an die Körperoberfläche gelangte Wärme wird an die Umgebung durch Verdunstung, Leitung, Konvektion und Strahlung abgegeben.

Die Wärmeabgabe von der Haut durch Verdunstung ist ein physikalischer Vorgang, der Energie verbraucht. Deshalb wird bei der Verdunstung des Schweißes der Haut Verdunstungswärme entzogen und sie damit abgekühlt. Dadurch wird auch das in der Haut fließende Blut gekühlt, so dass es mit niedrigerer Temperatur in den Köperkern zurückströmt.

Wenn die Schlafzimmertemperatur hoch ist, wird die Wärmeabgabe durch Schweißverdunstung behindert. Deshalb wird der Körper beim Schlafen nicht mehr hinreichend abgekühlt und wir schlafen schlecht. Außerdem erfordert eine verstärkte Hautdurchblutung die deutliche Zunahme der Herzfrequenz und Absenkung des Blutdrucks.

Die Wasserverdampfung von der Haut aus und damit die Wärmeabgabe ist ein entscheidender Vorgang für guten Schlaf und wird nicht nur durch die Temperatur des Körperkerns und der Umgebung beeinflusst, sondern in hohem Maße durch die Feuchtigkeit der Umgebungsluft gesteuert. Deshalb ist es auch wichtig, auf die *Luftfeuchtigkeit nachts im Schlafzimmer* zu achten.

Ein Maß für den Wasserdampfgehalt der Luft ist die relative Luftfeuchtigkeit, die den Grad der Sättigung der Luft mit Wasserdampf umschreibt. Mehr als die noch mögliche Wasserdampf-Aufnahmefähigkeit ist für den Menschen der absolute Wasserdampfgehalt der Luft, der Dampfdruck maßgebend. Von ihm ist die Menge der Wasserabgabe über die Haut abhängig. Dabei ist von entscheidender Bedeutung, dass die Luft entsprechend ihrer Temperatur Wasserdampf nur in beschränktem Maße aufnehmen kann.

Von Lufttemperatur und Luftfeuchtigkeit hängt deshalb sehr stark ab, ob das *Raumklima als angenehm oder unangenehm* und belastend empfunden wird: Wenn die Lufttemperatur niedrig ist und ein hoher Wasserdampfgehalt vorhanden ist, dann ist es feuchtkalt, was zum Schlafen ebenfalls unangenehm ist und den Schlaf stören kann. Temperaturen ab 22 °C und 75 % Luftfeuchtigkeit werden dagegen als schwül empfunden, bei höheren Lufttemperaturen von 24 °C reichen schon 70 % Luftfeuchtigkeit für das Schwülegefühl aus. Diese Zahlen gelten bei körperlicher Ruhe und unbekleidet. Beim Schlafen kommen noch eine Decke und Nachtbekleidung hinzu, d. h. man empfindet Schwüle schon bei etwas niedrigerer Raumtemperatur. Die Verdunstung der Feuchtigkeit von der Hautoberfläche wird behindert, weil die Luft diese nicht mehr aufnehmen kann. Damit bleibt der Schweiß auf der Haut liegen, die Kühlung aufgrund der Verdunstung fehlt. Der Körper kann keine Wärme mehr abgeben und der Schlaf wird gestört.

Wenn es dem Körper nachts zu warm ist, decken wir uns während des Schlafes unbewusst auf, um wieder abzukühlen. Aber auch über die *Schlafposition* wird die Temperaturregelung beeinflusst. Auf dem Rücken liegend, mit weit ausgestreckten Armen und Beinen kann die große Oberfläche nicht nur über die Schweißverdunstung, sondern auch über Wärmestrahlung und Konvektion viel Wärme abgeben. Rollen wir uns dagegen zusammen, ist die Körperoberfläche kleiner und die Wärmeabgabe geringer. All diese unwillkürlichen Maßnahmen finden nachts statt und helfen dem Körper, seine Temperatur in der für guten Schlaf richtigen Größenordnung zu halten.

2.3.2 Leitvariablen und wesentliche Einflussgrößen für guten Schlaf: Körperkerntemperatur und Melatonin

Körperkerntemperatur

Die Körperkerntemperatur ist die Temperatur der inneren Organe und des Gehirns und wird über den Hypothalamus gesteuert (Deutsche Gesellschaft für Schlafmedizin 2009). Es ist Aufgabe der Thermoregulation, sie auf einem Wert zwischen 36 und 37 °C zu halten. Dabei findet eine geringe Tagesschwankung von rund 1 °C statt (s. u.). Das weitgehende *Konstanthalten der Temperatur* im Körperkern ist für die richtige Funktion der Stoffwechselvorgänge und der Organe elementar. Der Spielraum ist nicht sehr groß: Wenn die Körperkerntemperatur beim Fiebermessen 42 °C überschreitet, dann gerinnen die Eiweiße und der Mensch stirbt. Auch ein Absinken der Temperaturen im Körperinneren auf unter ca. 30 °C kann kaum überlebt werden.

Die Körperkerntemperatur ist eine Leitvariable der inneren Uhr (4.1.2) und steuert nach ihrer Vorgabe und zusammen mit dem Hormon Melatonin (s. u.) Wachen und Schlafen, d. h. ob und wie wir schlafen können. Der Körper heizt sich dabei untertags auf. Am höchsten ist die Körperkerntemperatur am späten Nachmittag. Wenn es auf die Schlafenszeit zugeht, sinkt Körperkerntemperatur ab (Abb. 2.3), was den Impuls zum Einschlafen gibt.

Die Körperkerntemperatur wird offenbar direkt von der „inneren Uhr" gesteuert und gibt die optimalen Zeiträume für Wachsein und Schlaf vor. Wie dies im Einzelnen geschieht, wird in Kap. 4 ausführlich erklärt.

Ihren niedrigsten Wert hat die Körperkerntemperatur nachts. Dieses *Temperaturminimum gegen drei bis vier Uhr* ist – wie in Abschn. 4.1.6 dargestellt wird – enorm wichtig, denn in dieser Zeit hat der Mensch seinen absoluten Tiefpunkt und muss schlafen, unabhängig davon, wie lang oder kurz der Tag war.

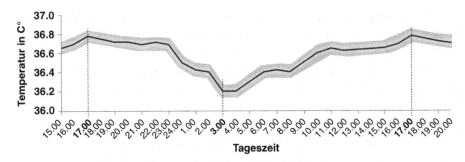

Abb. 2.3 Tageszeitlicher Verlauf der Körperkerntemperatur in Ruhe mit dem Minimum um 3 bis 4 Uhr und anschließender Aufheizphase. Schwankungsbereich hellgrau. Beispiel für mittleren Chronotyp (Normaltyp, Abschn. 4.1.3)

Wenn die Körperkerntemperatur ihren Tiefstwert erreicht hat ist, unabhängig von allen Nachtaktivitäten, der Tiefschlaf in jedem Fall zu Ende. Es ist eine Tatsache, dass wir das Einschlafen durch äußere Einflüsse wie langes Feiern nach hinten verschieben können, aber die Körperkerntemperatur unabhängig davon in ihrem festen Rhythmus nach den Vorgaben der inneren Uhr (Abschn. 4.1) weiter schwingt.

Nachdem die Zeitspanne der tiefsten Werte durchlaufen ist, beginnt die Körperkerntemperatur wieder langsam anzusteigen. Zur *Aufheizung des Körperkerns* ist es nötig, dass keine Wärme mehr an die Umgebung abgegeben wird, sondern diese zur Erwärmung verwendet wird. Dies geschieht unter anderem dadurch, dass Kortisol ausgeschüttet wird und eine Vasokonstriktion, also Engerstellung der Hautgefäße stattfindet. Dadurch wird die Wärmeabgabe an die Umgebung verhindert. Der Körperkern (s. o.) kann sich wieder aufwärmen, bis zu einem *Maximum nachmittags zwischen 16 und 17 Uhr.* Im Idealfall beginnt dann schon bald wieder eine leichte Entwärmung des Körperkerns. Dies ist Voraussetzung, damit wir später gut schlafen können.

Die Körperkerntemperatur bestimmt zusammen mit Melatonin und dem angefallenen Schlafdruck (Abschn. 4.1.7) über Wachen und Schlafen!

Melatonin
Neben der Verringerung der Körperkerntemperatur brauchen wir zum Schlafen auch Dunkelheit. Dann wird von der Zirbeldrüse im Gehirn Melatonin gebildet. Es ist das wichtigste Hormon für den zirkadianen Rhythmus, also für Wachen und Schlafen. Die Ausschüttung des „Schlafhormons" erfolgt gegenläufig zur Intensität des Tageslichts, *nur im Dunkeln* (Abb. 2.4). Bei Helligkeit, d. h. bei Tageslicht morgens oder bei künstlichem Licht tagsüber und nachts, wird die Melatoninproduktion sofort unterdrückt.

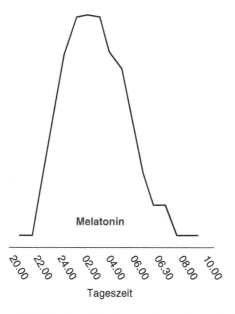

Abb. 2.4 Ausschüttung Melatonin im Dunkeln, während der Nacht. Maximum gegen drei Uhr. In Helligkeit sofort unterdrückt

Melatonin bewirkt die *Weiterstellung der Hautgefäße* (Vasodilatation), wodurch das Blut vom Körperinneren verstärkt in die Haut strömen kann. Ein Schlafender fühlt sich deshalb warm an. Die *Temperatur des Körperkerns nimmt dadurch ab*, was schlaffördernd wirkt.

Das Maximum der Melatoninproduktion wird gleichzeitig mit dem tiefsten Wert der Körperkerntemperatur erreicht (Maire 2015). Der Mensch ist so „programmiert", dass die höchste Melatoninausschüttung circa 15 Stunden nach dem Zeitpunkt des höchsten Sonnenstandes um 12 Uhr mittags, stattfindet (Gelitz 2021) – was wiederum (bei Normalzeit) *ungefähr 3 Uhr nachts* entspricht. Natürlich wird dies heute durch das Leben in Räumen beeinflusst, zeigt aber auch, dass es für guten Schlaf wichtig ist, neben der Dunkelheit abends, am Vormittag und mittags viel Licht aufzunehmen. Denn der Botenstoff des Gehirns, aus dem Melatonin gebildet wird, ist Serotonin. Es wird *im Tageslicht ausgeschüttet* und „Glückshormon" genannt. Serotonin macht aktiv, hebt die Stimmung und das Wohlbefinden. Wenn ein Serotoninmangel vorhanden ist, schläft man schlecht, so paradox dies im ersten Moment klingen mag.

Melatonin sorgt nicht nur für den Schlaf, sondern spielt auch für unser psychisches Wohlbefinden eine wichtige Rolle. Es wirkt sich auf die Stimmung aus, indem es beruhigt und müde macht, kann aber auch zu seelischen Verstimmungen wie dem sogenannten Winterblues führen.

Melatonin nimmt zusammen mit der Körperkerntemperatur eine *Schlüsselrolle* für die Steuerung des Schlafs und den 24-Stunden-Rhythmus (Abschn. 4.1) des Menschen ein.

2.4   Kurz- und Langschläfer

Wundern Sie sich auch manchmal, dass jemand immer nur ein paar Stunden schläft, aber trotzdem am Tag wach und fit ist? Dann handelt es sich wahrscheinlich um einen echten Kurzschläfer. Umgekehrt kennt jeder einen Langschläfer, der zu „normalen" Zeiten ins Bett geht, trotzdem aber erst spät aufwacht und einfach viel Schlaf braucht, um am nächsten Tag munter und energiegeladen zu sein.

Kurz- und Langschlafen ist angeboren, außer es wird durch eine Krankheit oder die Lebensumstände hervorgerufen. Außerdem wird die Schlafdauer durch den Chronotyp (Lerchen/Eulen, vgl. Abschn. 4.1.3), das Tageslicht, soziale Kontakte und Regelmäßigkeit modifiziert. Dies ist allerdings nur in gewissen Grenzen möglich.

Obwohl Kurzschläfer nur kürzere Zeit Melatonin ausschütten und damit eine kürzere biologische Nacht haben, sind sie ebenso wie Langschläfer nicht krank und haben *dasselbe Schlafprofil* (vgl. Abb. 2.1) mit jeweils ca. 90-minütigen Schlafzyklen wie Menschen, die sieben oder acht Stunden schlafen. Auch der wichtige Tiefschlaf ist bei allen Menschen während der ersten Stunden der Nacht gleich. Langschläfer haben allerdings mehr flachen Schlaf und mehr REM-Phasen in den Morgenstunden, Kurzschläfer entsprechend weniger. Ob dies irgendwelche Effekte beispielsweise auf Gefühle und Emotionen hat, ist bislang nicht untersucht.

Bekannte Langschläfer waren Goethe und Einstein, die regelmäßig rund 10 Stunden schliefen. Der Presse ist zu entnehmen, dass der Tennisspieler Roger Federer 11 Stunden schläft. Berühmte Kurzschläfer mit fünf Stunden pro Nacht waren Napoleon und Churchill. Auch unter den heutigen Politikern sollen sich mehrere Kurzschläfer befinden. Wenn dann in Nachtsitzungen, in denen sich auch Normalschläfer oder Langschläfer befinden, wichtige politische Beschlüsse gefasst werden, dann darf man sich nicht wundern, wenn so manches schiefläuft. Abgesehen davon wissen wir, dass der Mensch an seinem Tiefstpunkt gegen drei Uhr nachts keine vernünftigen Entscheidungen mehr fällen kann, sondern nur noch schlafen will.

Man kann davon ausgehen, dass unter fünf Stunden Schlaf auch für extreme Kurzschläfer *absolut gesundheitsschädlich ist,* da bei so kurzer Schlafdauer nicht genügend Tiefschlafphasen und grundsätzlich zu wenig komplette Schlafphasen (vgl. Abb. 2.1) durchlaufen werden können. Mit weniger als sechs Stunden Schlaf, kann man darüber hinaus nicht leistungsfähig sein (Fietze 2020).

Immerhin scheint sich der bisherige Trend des Kurzschlafens und die völlig unsinnige *gesellschaftliche Anerkennung und Bewunderung* der Kurzschläfer allmählich abzuschwächen. So gibt es heute auch bei wichtigen Entscheidungsträgern immer mehr, die auf ihren Schlaf achten. Amazon-Gründer Jeff Benzos soll acht Stunden benötigen, um sich fit zu fühlen und dies auch zu kommunizieren, Bill Gates braucht sieben Stunden dazu.

2.5 Körperliche und psychische Auswirkungen von gutem Schlaf

Aktuelle Forschungen belegen eindeutig, dass guter Schlaf mit regelmäßigen Schlafenszeiten ein Schlüssel zur Erhaltung der körperlichen und psychischen Gesundheit ist. Guter Schlaf fördert das Wohlbefinden, reduziert Stress und fördert die Lebensqualität.

Genügend und qualitativ hochwertiger Schlaf sorgt für die Erholung und Regeneration des Körpers, die äußerst wichtige Arbeit des Immunsystems, die Neubildung von Zellen und das Wachstum bei Kindern. Er ist elementar für das Lernen, zur Gedächtnisbildung, zur Verankerung von Wissen und dem Löschen überflüssiger Verknüpfungen. Schlaf ist auch für die emotionale Verarbeitung von Erlebtem und für kreative Lösungsansätze zuständig. Und schließlich ist guter Schlaf unbedingt wichtig, damit im Gehirn dringend nötige Regenerationsvorgänge stattfinden können.

Außerdem sind ausgeschlafene Menschen attraktiver für Ihre Umwelt. Ein ausgeschlafenes Gesicht wird viel positiver und der Mensch wird sympathischer eingestuft, als eine Person mit einem müden, unausgeschlafenen Gesicht mit Augenringen (Axelson et al. 2010).

Immunsystem/Körperliche Gesundheit
In den für die Gesundheit enorm wichtigen Tiefschlafphasen findet überwiegend die körperliche Erholung statt.

Wir haben es wahrscheinlich alles schon einmal erlebt, dass wir bei mehrmaligem „zu spät ins Bett gehen" eher krank werden oder bereits nach einer durchgefeierten Nacht eine Erkältung bekommen. Der Grund dafür ist, dass das Immunsystem geschwächt wird, wenn wir zu spät schlafen gehen und zu wenig oder gar keinen Tiefschlaf mehr bekommen, denn es *arbeitet in den ersten Tiefschlafphasen* am intensivsten.

Die enorme Bedeutung von ausreichendem und qualitativ gutem Schlaf ist nicht nur für die Erhaltung der Gesundheit, sondern auch für die Genesung relevant. Ein alter Spruch lautet: *„Schlaf Dich gesund"*. Dieser Hinweis ist durchaus berechtigt, denn um gesund zu werden braucht es die Energieersparnis im Schlaf und die Erholung des Körpers sowie – ganz wichtig – die Immunabwehr um die Erkrankung intensiv zu bekämpfen (Bassetti & Mast 2019). Die Zahl der aktiven Abwehrzellen steigt im Schlaf an. Außerdem besteht im Tiefschlaf ein besseres Zusammenspiel zwischen ihnen (Fietze 2020). Wenn wir krank sind, benötigen wir also besonders viel Schlaf um uns *gesundzuschlafen*!

Durch auffallende Müdigkeit zeigt der Körper normalerweise auch an, wenn wir krank sind oder werden. Deshalb ist es wichtig, *vor allem zu Beginn einer Erkältung*, Grippe oder sonstigen Erkrankung, so viel wie möglich zu schlafen und den Tiefschlaf zu erreichen. Guter Schlaf kann vielleicht die Erkrankung noch abwehren oder zumindest für einen milderen Verlauf sorgen (vgl. Abschn. 3.3). Das heißt also: Abends früh Zubettgehen, ausgiebiger Mittagsschlaf und wenn möglich den ganzen Tag über immer wieder zu schlafen!

Im Tiefschlaf ist das Immunsystem nicht nur besonders aktiv, sondern es regeneriert sich auch wieder und *produziert neue Antikörper*. Dies wurde nach Impfungen gegen Hepatitis-A nachgewiesen: Geimpfte, die nach der Impfung eine Nacht gut geschlafen hatten, hatten ungefähr doppelt so viele Antikörper gebildet, als diejenigen Impflinge, die in der darauffolgenden Nacht nicht schlafen durften (Lange et al. 2003). Auch eine weitere vergleichende Studie bestätigt bei einer Serie von Hepatitis-B Impfungen, dass Personen mit Schlafmangel nur einen geringeren Antikörperstatus erreichten (Prather et al. 2012). Wegen der verbesserten Bildung von Antiköpern und der Aktivierung des immunologischen Gedächtnisses durch Impfung, sollte man nach einer Impfung unbedingt auf genügend Schlaf von hoher Qualität achten.

Das *„immunologische Gedächtnis"* ist ein weiterer wichtiger Teil der Immunabwehr: Wenn das Immunsystem auf ein Virus oder Bakterium trifft, kämpft es dagegen an und merkt sich den Angreifer. Wenn dann wieder einmal gleiche Krankheitserreger in den Körper kommen, kann das Immunsystem schnell reagieren, da es die Eindringlinge schon kennt. Das immunologische Gedächtnis wird besonders gut im Schlaf gebildet und es ist im Schlaf aktiv.

Ein ebenso wesentlicher Effekt von gutem Schlaf auf die Gesundheit ist, dass es im Tiefschlaf zur *Ausschüttung von Wachstumshormon* kommt, das viele gesundheitsfördernde Wirkungen hat, aber vor allem für die Regeneration und Neubildung von Zellen und für das Wachstum von Knochen verantwortlich ist. Deshalb wachsen die Kinder im Tiefschlaf!

Es ist auch bewiesen, dass *guter Schlaf das Herz schützt* (Wang et al. 2018)! Das richtige Funktionieren der chemischen Prozesse des Körpers, die als *Stoffwechsel* bezeichnet werden, ist ebenfalls von gutem Schlaf abhängig. Dazu gehört auch, dass während des Schlafens nächtliche Hungergefühle unterdrückt werden. Eine gute Nachtruhe hilft, nicht zuzunehmen. Dies liegt an dem Hormon Leptin, das während der ganzen Nacht ausgeschüttet wird und den Appetit unterdrückt. Guter Schlaf *schützt vor der Entwicklung von Demenz-Erkrankungen* bzw. kann sie wenigstens verzögern. Darauf weisen zahlreiche Studien hin, die ein Ausbleiben von notwendigen Regenerationsprozessen im Gehirn, die im Zusammenhang mit der Demenzentwicklung stehen, aufgrund von Schlafmangel gefunden haben.

Kognitive Fähigkeiten: Geistige Leistungsfähigkeit, Lernen, Gedächtnisbildung

Im Schlaf finden Lernprozesse statt und er festigt bzw. verbessert die geistige Leistungsfähigkeit. Studien (u. a. Potkin & Bunney 2012) zeigen, dass gelernte Vokabeln um 20 % besser reproduziert werden, wenn zwischen Lernen und Wiedergeben eine Nacht geschlafen wurde. Es ist für die Merkleistung ausgesprochen wichtig, nach einer durchgeführten Lerneinheit *zur Festigung des Wissens* zu schlafen, dabei ist es unabhängig, zu welcher Tageszeit das Lernen und das Schlafen erfolgen. Deshalb kann abendliches Lernen bzw. vormittägliches Lernen mit einem anschließenden Mittagsschlaf (s. u.) empfohlen werden. Will man Gelerntes im Kurzeitgedächtnis zwischenspeichern, ist der späte Vormittag am günstigsten (Zulley 2015), da dann auch die geistige Leistungsfähigkeit am höchsten ist. Die Speicherung von Erlebtem und Gelerntem in das Langzeitgedächtnis erfolgt im Tiefschlaf.

Problemlösung, Kreative Lösungen

Wenn es um die Lösung eines schwerwiegenden Problems geht, hat der Ausspruch: *„Darüber muss ich erst einmal schlafen"* durchaus seine Berechtigung. Nach einer guten Nacht ist einem morgens beim Erwachen plötzlich die Lösung klar. So zeigte sich in mehreren Studien, dass schwere Aufgaben, die Probanden nicht bewältigen konnten, nach einer Nacht Schlaf doch lösbar waren (u. a. Ertelt et al. 2012). Die Erklärung dafür ist, dass das Gehirn versucht, neue Information vom Tag im Schlaf an ähnliche anzukoppeln. Durch Verbindung von neuen und alten Informationen kommt es zu neuen Erkenntnissen.

Die Problemlösung durch kreative Gehirnarbeit ist ein Beispiel dafür, dass offensichtlich alles, was in den verschiedenen Schlafphasen bearbeitet bzw.

produziert wird, *miteinander in Verbindung* steht: Im leichten Schlaf (N2) wird während dem Auftreten der sog. Schlafpaddels zunächst gelernt. Im Tiefschlaf werden durch eine Neustrukturierung oder Reorganisation Erinnerungen an das Gelernte gebildet und es erfolgt die Verankerung ins Langzeitgedächtnis. Der REM-Schlaf ist dann dafür zuständig das im Tiefschlaf Festgesetzte auf andere Erinnerungen, die bereits im Gedächtnis abgespeichert sind, zu übertragen. Somit nutzt das Gehirn im REM-Schlaf diese Erinnerungen wieder, um eine kreative Problembewältigung zu produzieren (Walker 2018). Die Träume des REM-Schlafes unterstützen diese Vorgänge und zeigen ggf. die Lösung direkt an. Guter Schlaf stärkt somit die kognitiven Fähigkeiten, liefert aber oft auch Ideen und Verknüpfungen zwischen Gedanken, die zu neuen Lösungen führen.

Psychische Gesundheit, Emotionen

Guter Schlaf ist für die seelische Gesundheit sehr wichtig, denn er ist für Emotionen und deren Verarbeitung zuständig. Der Schlaf kann unsere *Gefühlswelt wieder einregulieren*, wenn sie außer Rand und Band geraten ist. Er hilft manches etwas weniger emotional und mehr distanziert zu betrachten. Zudem sind Träume für die psychische Gesundheit wichtig, sie helfen Erfahrenes zu verarbeiten und können kreative Signale oder gar Antworten für anstehende Probleme senden. Dies liegt wahrscheinlich daran, dass während des Schlafes keine aktuellen Informationen von außen auf das Gehirn einstürmen und es sich somit in Ruhe mit allem beschäftigen kann.

Obwohl ausreichend Schlaf nicht davor schützt, Dinge zu vergessen, scheint er aber auch das *Erinnerungsvermögen aufzufrischen* (Dumay 2016). Es wird angenommen, dass unter Schlafmangel leidende Menschen nicht nur viel vergessen, sondern sogar eher falsche Erinnerungen bilden. Auch gibt es Hinweise darauf, dass Menschen, die gut geschlafen haben, eher positive Ereignisse im Gedächtnis behalten, während bei Schlechtschläfern negative Erinnerungen viel stärker im Vordergrund stehen.

Durch guten Schlaf wird auch unsere *Resilienz gestärkt*, er hilft uns mit Veränderungen und Belastungen von außen besser umzugehen.

Bewegungsmuster/Bewegungsabläufe

Motorische Leistungen wie *Klavierspielen oder Sport* werden am nächsten Tag besser beherrscht, wenn man nach dem Training geschlafen hat (Wamsley et al. 2010). Sie scheinen vor allem während des REM-Schlafes im Gedächtnis verankert zu werden (Weeß 2018), vielleicht wegen der dazu nötigen Kreativität. Auch hier gilt, dass für die Festigung neuen Wissens oder neuer Fertigkeiten, nach dem Training so bald wie möglich geschlafen werden sollte!

Erholungswert des Schlafes

Am wichtigsten für die nächtliche Erholung ist es, dass die Schlafqualität gut ist. Dazu gehören ein geordneter Ablauf der Schlafzyklen, wie im optimalen Schlafprofil (vgl. Abb. 2.1) beschrieben, und das *Erreichen der Tiefschlafphasen* in der ersten Nachthälfte. Darüber hinaus spielt für den Erholungswert des Schlafes auch die Schlafdauer eine Rolle. Zu wenig oder schlechter Schlaf kann vom Menschen höchstens kurzzeitig kompensiert und versäumter Schlaf kann kaum nachgeholt werden. Langfristig gestörter Schlaf führt zu akuten und chronischen Erkrankungen.

2.6 Mittagschlaf

Fälschlicherweise wird dem Mittagsschlaf in Deutschland keine Bedeutung zugemessen. Er wird nur für kleine Kinder und ältere, nicht mehr im Berufsleben stehende Menschen akzeptiert. Nach neuesten Zahlen (Statistika 2021) machen zwar ungefähr die Hälfte der Deutschen mindestens einmal im Monat einen Mittagsschlaf. Regelmäßig, d. h. mehr als 3 mal/Woche schlafen um die Mittagszeit jedoch nur rund 20 % (Zulley 2005), heute wahrscheinlich noch weniger. In anderen Ländern ist dagegen zumindest *ein kurzes Schläfchen um die Mittagszeit* schon längst anerkannt und fester gesellschaftlicher Bestandteil und ist bekannt in den mediterranen Ländern mit der Siesta, aber auch in China, Südamerika oder im Nahen Osten die Regel.

Gegen 13:00 bis 14:00 haben wir unabhängig von einem möglichen Mittagessen einen Einbruch in der Konzentrationsfähigkeit. Wenn dann gedämpftes Licht oder Dunkelheit vorhanden sind und eine Liegemöglichkeit besteht, schläft fast jeder ein. Wenn man nun die Gehirnwellen misst, zeigen sich *Alpha-Wellen*. Das sind die Gehirnwellen, die man normalerweise im Einschlafstadium hat. Müdigkeit und das Schlafbedürfnis nehmen zu. Am frühen Nachmittag steigt auch die Zahl der Arbeitsunfälle und der einschlafbedingten Autounfälle. Ursache für etwa 25 % aller Verkehrsunfälle ist der Sekundenschlaf (Weeß 2016). Mehr Unfälle gibt es nur noch nachts.

Jetzt wäre es Zeit, einen kurzen Mittagsschlaf einzulegen! Er ist aus chronobiologischer Sicht unbedingt zu empfehlen. Ein Mittagsschlaf hebt die Stimmung und macht einen wieder erheblich leistungsfähiger. Zahlreiche Studien beweisen dies. Häufig wird sogenanntes Power Napping empfohlen, mit kurzen Ruhezeiten von nur ca. 10 Minuten. Power Napping muss man zunächst üben und nicht jeder Mensch kann es umsetzen. In Japan gehört Power Napping, dort Inemuri genannt, am Arbeitsplatz, aber auch in der Straßenbahn oder U-Bahn zum Alltagsleben. Die Japaner leiden aufgrund ihres Lebensstils und ihrer Philosophie (wenig Schlafen als Zeichen des Engagements für die Firma) unter chronischem Schlafmangel.

Zur *kognitiven Erholung* scheint es auszureichen, wenn die Schlafdauer maximal 30 Minuten dauert. Eine 30-minütige Schlafpause bei Arbeitnehmern hat einen Stillstand des Leistungsabfalls, der sich im Laufe des Vormittags aufbaut, zufolge und führt zu einer deutlichen Erholung von Konzentration und geistiger Leistungsfähigkeit (Mednick et al. 2003). Dies liegt wohl daran, dass während des halbstündigen Schlafes bereits der leichte Schlaf (N2) stattgefunden hat. Bei einer Schlafpause von einer Stunde wird sogar wieder der morgendliche Leistungszustand erreicht.

Der Mittagsschlaf hat außerdem nachgewiesene Effekte auf das *Lernen und die Gedächtnisbildung*. Es ist allerdings noch nicht ganz klar, wie lange man dabei schlafen sollte. Überraschenderweise zeigt eine Untersuchung (Lahl et al. 2008), bei der eine Liste mit 30 Wörtern abgefragt wurde, dass bereits ein nur sechsminütiges Nickerchen eine Verbesserung der akuten Reproduktion im Vergleich zu einer wachgebliebenen Kontrollgruppe bewirkt. Wurde die Zeit des Tagschlafs jedoch auf 35 Minuten ausgedehnt, war die Gedächtnisleistung nochmal deutlich erhöht. Der kurze leichte Schlaf scheint demnach auszureichen (Cellini et al. 2016), um nach dem Lernen eine verbesserte Kurzzeit-Gedächtnisbildung zu erreichen. Kurze Schlafphasen von ca. 30 Minuten Dauer können auch bereits vorhandene Erinnerungs-Nuancen im Gedächtnis weiter stärken (Nissen 2019). Für die *langfristige Gedächtnisbildung, d. h. die Verankerung im Langzeitgedächtnis* muss aber zumindest eine Tiefschlafphase (vgl. Abb. 2.1) durchlaufen werden, was bestenfalls nach einem einstündigen 60-minütigen Schlaf erreicht werden kann (Mednick et al. 2003). Somit ist zum Lernen und zur Gedächtnisbildung ein mindestens einstündiger Mittagsschlaf anzuraten. Damit können neue Zusammenhänge, wie Vokabeln verankert werden.

Um allerdings den REM-Schlaf zu erreichen, bei dem das *Gehirn bewertet, verarbeitet, Gefühle und Emotionen verfestigt sowie die Kreativität gesteigert wird,* muss mehr als eine Stunde geschlafen werden. Bei kürzerem Tagschlaf wird kaum eine REM- Phase entstehen können.

Es hat sich auch gezeigt (Erlacher & Hossner 2019), dass ein Mittagsschlaf u. a. für Sportler oder Klavierspieler günstig sein kann. Man lernt, verfestigt und verbessert die neuen bzw. ungewohnten Bewegungen im Schlaf.

Schlafen um die Mittagszeit ist zudem höchst sinnvoll, wenn in der vorhergehenden Nacht *schlecht oder zu kurz geschlafen wurde* und ein Schlafmangel *vorliegt* (McDevitt et al. 2012). Es ist beispielsweise messbar, dass schlechter Schlaf in der Nacht, beim folgenden Mittagsschlaf zu einer Zunahme der Gehirnwellen des leichten Schlafs (Stadium 2) und des REM-Schlafs führt, was auch hilfreich zur körperlichen und geistigen Erholung und in der Verarbeitung aktuell erlebter Geschehnisse ist. Vor allem aber ist in dieser Situation ein ca. einstündiger bis 90 minütiger Mittagsschlaf wichtig, denn dann kann zumindest eine Tiefschlafphase durchlaufen werden, in der das Immunsystem aktiv ist. Somit können durch Schlafdefizite auftretende gesundheitliche Probleme, noch vermieden bzw. reduziert werden.

In der wissenschaftlichen Literatur wird der Mittagsschlaf allerdings kontrovers diskutiert. So ergeben einige Studien, dass ein häufiges Nickerchen und eine höhere Gesamtschlafenszeit (nachts mit/ohne Nickerchen am Tag) bei Menschen jeden Alters mit negativen gesundheitlichen Folgen verbunden sein können (u. a. Mantua und Spencer 2017, Wang et al. 2018). Die Aussage dieser Studien ist aber eingeschränkt, da zuviel Schlaf oft im Zusammenhang mit bereits vorhandenen Entzündungen steht, die wiederum auf *bestehende Erkrankungen* hinweisen. Durch Erkrankungen oder entsprechende Medikamentengabe kann chronischer nächtlicher Schlafmangel entstehen, der dann die Betroffenen veranlasst, tagsüber zu schlafen. Im Gegenteil zeigt eine neuere Studie (Häusler et al. 2019), dass Menschen, die ein- oder zweimal pro Woche einen Mittagsschlaf von bis zu einer Stunde halten, ein *fast um die Hälfte niedrigeres Risiko haben*, einen Herzinfarkt oder Schlaganfall zu erleiden.

Grundsätzlich muss nach dem heutigen Kenntnisstand folgendes festgehalten werden: Wenn ein Schlafmangel vorliegt, ist es durchaus sinnvoll, sich zu dessen Ausgleich öfter bzw. täglich hinzulegen. Mit einem Mittagsschlaf kann man sich erholen, die geistige und körperliche Leistungsfähigkeit steigern und etwas für seine Gesundheit tun. Er kann auch eine rituelle Handlung darstellen, die ebenfalls zur allgemeinen Stabilisierung beiträgt sowie aufgrund einer liebgewonnenen Gewohnheit oder, wie die Siesta in mediterranen Ländern, wegen des Klimas vorgenommen werden. Ein Mittagsschlaf sollte nur dann vermieden werden, wenn eine Einschlafstörung vorliegt und sich durch den Tagschlaf der Schlafdruck (vgl. Abschn. 4.1.7) für die Nacht abbaut!

2.7   Träume

Im Laufe eines ca. 80 Jahre langen Lebens hat der Mensch rund 150.000 Träume, allein aus der REM-Phase heraus. Weitere Träume im leichten Schlaf und im Tiefschlaf kommen hinzu (s. u.).

Grundsätzlich träumen alle Menschen, nur können sich nicht alle daran erinnern. Wenn man sich erinnert, dann meistens an die Träume aus der letzten

REM-Phase. Außerdem wird die Traumzeit als viel länger empfunden, als sie tatsächlich war.

Die Träume des REM-Schlafs sind *meist emotional geprägt* und es kommen starke Gefühle wie Angst, Freude oder Glück vor. Knapp die Hälfte beschäftigt sich mit gefühlsbezogenen Themen und Sorgen des Tages (Stickgold et al. 2001). Emotionen spielen eine so große Rolle im Leben, dass sie nicht nur im Wachsein, sondern auch in den Träumen im Vordergrund stehen. Deshalb sind Träume oft von negativen Stimmungen eingefärbt. Dies ist umso ausgeprägter, je schlechter die Person sich am Tag gefühlt hat (Weeß 2016). (Albträume können zwar auch aus aktuellen Erlebnissen am Tag entstehen, resultieren aber meist aus Traumata, verschiedenen Erkrankungen oder als Nebenwirkung bestimmter Medikamente und sind deshalb nicht Thema dieses Sachbuches). Umgekehrt können sich Träume auch auf die Stimmung am darauffolgenden Tag auswirken, sowohl positiv wie auch negativ.

In den Träumen steht das Sehen im Vordergrund. Wir sehen also realistische oder abstrakte bzw. unklare, wirre Bilder, manchmal auch in Farbe.

Wenn der REM-Schlaf einsetzt und der Mensch träumt, werden im Gehirn die visuell-räumlichen Regionen, die zuständig für komplexe Sehreize sind, aktiviert. Tatsächlich zeigt sich im MRT, dass bei der Erzeugung von realistischen visuellen Vorstellungen im Gehirn dieselben Areale wie beim Sehen im Wachzustand aktiv sind (Mast 2019). Auf diese Weise entstehen die lebendigen Bilder im Traum und man kann „vor dem geistigen Auge" Vorstellungen erzeugen. Es ist somit wissenschaftlich bewiesen, dass das Gehirn selbst Wahrnehmungen produzieren kann.

Auch der motorische Kortex, eine für Bewegung zuständige Struktur der Hirnrinde, wird aktiviert. Außerdem sind der Hippocampus, der bereits bestehende Inhalte im Gedächtnis koordiniert, und tiefe emotionale Zentren in Aufruhr. Letztere sind im REM-Schlaf um 30 % effektiver als im Wachzustand. Andere Bereiche des Gehirns, die u. a. rationale Gedanken steuern, sind gleichzeitig deutlich deaktiviert (Walker 2018).

Obwohl es kaum bekannt ist, träumen wir praktisch *während des gesamten Schlafes* (Tab. 2.3). Untersuchungen der Gehirnaktivität führten zu der neueren Erkenntnis, dass nicht nur im REM-Schlaf, sondern auch während der anderen Schlafphasen (Non-REM) geträumt wird (Walker 2018). Allerdings sind die Träume in den Non-REM-Phasen, d. h. im Leichtschlaf und im Tiefschlaf anders als im REM. Nun stehen mehr die Bearbeitung des Alltagslebens und *Themen aus der Realität* im Vordergrund und nicht mehr so sehr die Emotionen. Die Träume sind nüchterner und mehr faktenbezogen. Beim Aufwachen aus den leichten Schlafstadien N1 und N2 wird häufig angenommen, dass man wach war. Offensichtlich wird nicht realisiert, dass man

Tab. 2.3 Träume in den verschiedenen Schlafphasen, modifiziert nach Ehrig und Vorderholzer (2014)

Träume der verschiedenen Schlafstadien	Definition
Traum in Einschlafphase (N1)	Oft Weiterverfolgen der Gedanken beim Zubettgehen. Alltags- und realitätsbezogen, sachlich, kaum emotional
Non-REM-Traum im leichten Schlaf (N2)	Realitätsbezogen, ruhig, weniger visuell, kurz
Non-REM-Traum im Tiefschlaf (N3)	Gedankenfetzen, nicht näher wissenschaftlich untersucht
REM-Traum	Starke Emotionen. Träume mit Empfindung von Freude, Glück, Angst, Enttäuschung. Überwiegend in Bildern, oft farbig. Erleben als handelnde Personen in unmittelbarer Realität. Manchmal komplette und bunte Geschichten
Aufwachtraum	Meist aus REM-Phase, im Übergang zwischen Schlafen und Wachen

geträumt und damit auch geschlafen hat (Zulley 2018). An die Träume aus der Tiefschlafphase wird dagegen seltener erinnert, meist nur wenn man erzwungenermaßen daraus erweckt wird. Sie scheinen auch nur aus Gedankenfetzen zu bestehen (Dresler 2015).

Es wird vermutet, dass die Träume auch bei der wichtigen Aufgabe der REM-Phase, die riesige Menge an untertags angesammelten Informationen zu reduzieren und nur Wichtiges zu speichern, helfen könnten.

Vermutlich kann das Gehirn im Wachzustand seine Möglichkeiten nur begrenzt ausschöpfen. Die Träume haben dagegen Zugriff auf alle gespeicherten Informationen und deren *verschiedenartigen Kombinationsmöglichkeiten*, so dass diese kreativ genutzt werden können (Walker 2018). Dies zeigt sich darin, dass nach dem Schlafen neue Lösungsansätze für zuvor gestellte Aufgaben auftauchen. Vor allem können Träume aber Hinweise für die Klärung anstehender Probleme, d. h. zur Problemlösung geben, da diese kreative Leistung im Schlaf offenbar besser gelingt als im Wachzustand, wo permanente Reize und Eindrücke vorhanden sind, mit denen das Gehirn beschäftigt ist.

Insgesamt ist das Gebiet der Träume aber unter den verschiedenen Schlafforschern umstritten. So denken manche Wissenschaftler, dass Träume sogar einen visionären Charakter aufweisen können. Andere dagegen meinen, dass dies nicht haltbar ist. Schließlich hypothetisiert Till Roenneberg (2019), dass es nur die sog. Aufwachträume aus der Aufwachphase, im Übergang vom Schlafen zum Wachen, gibt. Seiner Ansicht nach resultieren diese Träume daraus, dass das Gehirn in dieser Phase eine Art von Geschichten produziert. Er geht davon aus, dass es in den anderen Schlafphasen keine „richtigen" Träume gibt und auch während der REM-Phasen nur Reparaturvorgänge im Gehirn stattfinden.

Damit unterscheidet er sich deutlich vom Neuropsychologen Matthew Walker (2018), der anhand von MRT-Messungen darstellt, dass der REM-Schlaf an sich eine sehr wichtige Schlafphase ist und ganz besonders die darin stattfindenden Träume. Von Bedeutung scheint dabei auch zu sein, nicht nur was der Mensch träumt, sondern *wie lange Zeit er im Traumschlaf verbringt*. Wenn die REM-Phasen von hoher Qualität sind, beeinflusst dies nicht nur die psychische Gesundheit, sondern es hat auch eine Auswirkung darauf, ob der Mensch sich in seinem sozialen Umfeld am nächsten Tag wohlfühlt: Je besser der Schlaf ist, umso angenehmer wird es empfunden. Offensichtlich kann der Mensch ohne die Möglichkeit seine Emotionen im REM-Schlaf zu ordnen, seine Umwelt in sozialer und emotionaler Hinsicht nicht richtig erfassen.

Das Gehirn ist im Schlaf von der Umwelt abgetrennt. Der Leiter des Schlaflabors an der Ludwig-Maximilians-Universität München Wiegand und Förstl (2010) sagte in einem Interview, das er mit seinem Kollegen Hans Förstl der Süddeutschen Zeitung gab, dass das Gehirn sich deshalb im Schlaf *selbst wieder in einen harmonischen Zustand versetzen* kann. Und er meinte in Übereinstimmung mit den meisten Wissenschaftlern, die sich mit diesem Thema beschäftigen, dass dies unbedingt nötig ist, um am nächsten Tag den Alltagsbelastungen wieder standhalten zu können.

Literatur

Axelson J, Sundelin T, Ingre M, Van Someren EJW, Olsson A, Lekander M (2010) Beauty Sleep: experimental study on the perceives health and attractiveness of sleep deprived people. BMJ 341:c6614. https://doi.org/10.1136/bmj.c6614

Bassetti C, Mast F (2019) Der Urzustand des Gehirns ist das Schlafen. Interview in UniPress – Forschung und Wissenschaft an der Uni Bern 176

Brück K (1980) Wärmehaushalt und Temperaturregulation. In: Schmidt RF, Thews G (Hrsg) Physiologie des Menschen. Springer, Berlin, Heidelberg, New York

Cellini N, Torre J, Stegano L, Sarlo M (2016) Sleep before and after learning promotes the consolidation of both neutral and emotional information regardless of REM presence. Neurobiol Lern Mem 133:136–144. https://doi.org/10.1016/j.nlm2016.06.015

Cox R, Shapiro AC, Manoach DS, Stickgold R (2017) Individual differences in frequency and topography of slow and fast sleep spindles. Front Hum Neurosci 11:1–22

Deutsche Gesellschaft für Schlafmedizin (2009) Nicht erholsamer Schlaf/ Schlafstörungen – S3-Leitlinie der Deutschen Gesellschaft für Schlafforschung und Schlafmedizin (DGSM). Somnologie 13:4–160

Deutsche Gesellschaft für Schlafmedizin (2011). www.dgsm2011.de/schlafforschung html. Zugegriffen 01.10.2020

Dresler M (2015) Werden nachts Dämonen wach? Wo Träume wirklich herkommen. Interview in Focus online. 30.04.2015, www.focus.de

Dumay N (2016) Sleep not just protects memories against forgetting, it also makes them more accessible. Cortex 74:289–296

Ehrig C, Voderholzer U (2014) Der gute und erholsame Schlaf. Was Sie darüber wissen sollten. Huber, Bern: 37–40

Erlacher D, Hossner EJ (2019) Schlaf für den Sport. In: UniPress – Forschung und Wissenschaft an der Uni Bern 176

Ertelt D, Witt K, Reetz K, Frank W, Junghanns K, Backhaus J, Tadic V, Pellicano A, Born J, Binkofski F (2012) Skill memory escaping from distraction by sleep-evidence from dual-task performance. PLoS One 7:e50983

Eugster T: Schlaf fürs Gehirn (2019) UniPress- Forschung und Wissenschaft an der Uni Bern 176

Fietze I (2020) Deutschland schläft schlecht. Wie Schlafmangel uns alle krankmacht und was Sie dagegen tun können. Rowohlt Hamburg

Gelitz C (2021) Für den Spättyp ist um 9 Uhr morgens noch tiefe Nacht. Interview, Spektrum.de, 21.01.2022. Zugegriffen am 02.02.2022

Gent TC, Bandarabadi M, Gutierrez Herrera C, Adamantidis AR (2018) Thalamic dual controll of sleep and wakefulness. Nat Neurosci 21(7):974–984

Häusler N, Haba-Rubio J, Heinzer R, Marques-Vidal P (2019) Association of napping with incident cardiovascular events in a prospektive cohort study. Heart 105:1793–1798. https://doi.org/10.1136/heartjnl-2019-314999

Hirshkowitz M, Whiton K, Steven MA, Alessi C et al (2015) National Sleep Foundation's sleep time duration recommendations: methodology and results summary. Sleep Health 1(1):40–43. https://doi.org/10.1016/j.sleh.2014.12.010. Epub 2015 Jan 8

Höffe O (2018) Die hohe Kunst des Alterns – Kleine Philosophie des guten Lebens. C.H. Beck oHG, München

Kurdziel L, Duclos K, Spencer RM (2013) Sleep spindles in midday naps enhance learning in preschool children. Proc Natl Acad Sci USA 110(43):17267–17272. https://doi.org/10.1073/pnas.1306418110

Lahl O, Wispel C, Willigens B, Pietrowsky R (2008) An ultra short episode of sleep is sufficient to promote declarative memory performance. J Sleep Res 17(1):3–10. https://doi.org/10.1111/j.1365-2869.2008.00622.x

Lange T, Perras B, Fehm H, Born J (2003) Sleep enhances the human antibody response to hepatitis A vaccination. Pychosom Med 65(5):831–835. https://doi.org/10.1097/01.psy.0000091382.61178.f1

Maire M (2015) Chronobiologie der Schlaf-Wach-Regulation. Der informierte Arzt 09:24–27

Mantua J, Spencer RM (2017) Exploring the nap paradox: are mid-day sleep bouts a friend or foe? Sleep Med 37:88–97

Mast F (2019) Beim Träumen das Gehirn aufräumen. UniPress – Forschung und Wissenschaft an der Uni Bern 176

Mathis J (2019) 11 Fakten zum Schlafen. Interview in: UniPress – Forschung und Wissenschaft an der Uni Bern 176

McDevitt EA, Alaynick WA, Mednick SC (2012) The effect of nap frequency on daytime sleep architecture. Physiol Behav 107(1):40–44. https://doi.org/10.1016/j.physbeh.2012.05.021

Mednick SC (2013) Napping helps preschoolers learn. Commentary. PNAS 110(43):17171–17172. www.pnas.org/cgi/doi/10.1073/pnas.1316489110

Mednick SC, Nakayama K, Stickgold R (2003) Sleep dependent learning. A nap is good as a night. Nat Neurosci 6:697–698

Nissen C (2019) Schlafen für ein besseres Gedächtnis? Forschung und Lehre. https://www.forschung-und-lehre.de/karriere/schlafen-fuer-ein-besseres-gedaechtnis-126. Zugegriffen am 21.12 2021

Potkin KT, Bunney WE (2012) Sleep improves memory: the effect of sleep on long term memory in early adolescence. PLoS One 7(8)

Prather AA, Hill M, Fury JM, Ross DC, Muldoon MF, Cohen S, Marsland AL (2012) Sleep and antibody responses to hepatitis B vaccination. Sleep 35(8):1063–1069. https://doi.org/10.5665/sleep.1990

Robert-Koch-Institut (2005) Schlafstörungen. Heft 27. Gesundheitsberichterstattung des Bundes. RKI, Berlin

Roenneberg T (2019) Das Recht auf Schlaf. Eine Kampfschrift für den Schlaf und ein Nachruf auf den Wecker. DTV Verlagsgesellschaft, München

Ruch S, Markes O, Duss S, Opplinger D, Reber TR, Koenig T, Mathis J, Roth C, Henke K (2012) Sleep stage II contributes to the consolidation of declarative memories. Neuropsychologia 50(10):2389–2396

Schandry S (1988) Lehrbuch der Psychophysiologie. Körperliche Indikatoren psychischen Geschehens. Psychologie Verlags Union, Weinheim

Statistika – das Statistik Portal. Zugegriffen am 28.12.2021

Stickgold R, Hobson JA, Fosse R, Fosse M (2001) Sleep, learning, and dreams: offline memory reprocessing. Science 294:1052–1105. www.sciencemag.org

Wade AG, Farmer M, Harari G, Fund N, Laudon M, Nir T, Frydman-Marom A, Zisapel N (2014) Add-on prolonged-release melatonin for cognitive function and sleep in mild to moderate Alzheimer's disease: a 6-month, randomized, placebo-controlled, multicenter trial. Clin Interv Aging 18(9):947–961. https://doi.org/10.2147/CIA.S65625.eCollection

Walker M (2018) Das grosse Buch vom Schlaf. Goldmann, München

Wamsley EJ, Tucker M, Payne JD, Benavides JA, Stickgold R (2010) Dreaming of a learning task ist associated with enhanced sleep dependent memory consolidation. Curr Biol 20:850–855

Wang C, Bangdiwala SI, Rangarajan S, Lear S et al (2018) Association of estimated sleep duration and naps with mortality and cardiovascular events: a study of 116 632 people from 21 countries. Eur Heart J 40:1620–1629. https://doi.org/10.1093/eurheart/ehy695

Weeß HG (2016) Die schlaflose Gesellschaft – Wege zu erholsamen Schlaf und mehr Leistungsvermögen. Schattauer, Stuttgart

Weeß HG (2018) Schlaf wirkt Wunder. Alles über das wichtigste Drittel unseres Lebens. Droemer, München

Wiegand M, Förstl H (2010) In: Lutz-Temsch B: Und wovon träumst Du nachts? Interview, Süddeutsche Zeitung vom 11.11.2006, Süddeutsche Zeitung Digitale Medien GmbH, www.sz.de/1.930727

Zulley J (2005) Mein Buch vom guten Schlaf. Zabert Sandmann

Zulley J (2015) Schlaf in unserer Leistungsgesellschaft – Notwendigkeit oder Zeitverschwendung? In: Weeß (Hrsg) Update Schlafmedizin. UNI-MED AG, Bremen

Zulley J (2018) Schlafkunde – Wissenswertes rund um unseren Schlaf. Mabuse, Frankfurt

3

Schlechter Schlaf und die Folgen

Inhaltsverzeichnis

> Dieses Kapitel befasst sich mit der Insomnie (regelmäßige, nicht organisch bedingte Schlafstörungen) und analysiert ihre Verbreitung in der allgemeinen Bevölkerung und bei Arbeitnehmern. Jugendliche sind durch Schul- und Arbeitszeiten ebenfalls besonders stark von zu kurzem und schlechtem Schlaf betroffen. Die wissenschaftlichen Studien zur Insomnie werden anschaulich aufbereitet und die nachgewiesenen Folgen von chronischen Schlafstörungen auf die körperliche und psychische Gesundheit dargestellt. Wenn es Ihnen als zu belastend erscheint genau zu erfahren, was schlechter Schlaf mit einem macht, dann blättern Sie bitte gleich zum nächsten Kapitel.

Schlafmangel hat massive psychische und körperliche Auswirkungen. Hinsichtlich der körperlichen Auswirkungen von schlechtem bzw. zu kurzem Schlaf ist bekannt, dass dies u. a. zu einer Beeinträchtigung der Immunabwehr, zu Veränderungen im Kohlehydratstoffwechsel mit einem Anstieg des Blutzuckerspiegels und Übergewicht, verstärktem Appetit, einer gestörten Verdauungsfähigkeit, zu einer vermehrten Kortisolausschüttung, reduzierten Aktivität der Schilddrüse und Testosteronmangel, (Zulley 2005) führt. Schlafmangel hat auch Auswirkungen auf die Thermoregulation, deshalb friert man, wenn man übernächtigt ist.

Es bestehen Zusammenhänge zwischen langfristig gestörtem Schlaf und Depressionen, Angststörungen oder Psychosen. Bei chronischem Schlafmangel ist das Risiko an einer Depression zu erkranken doppelt so hoch. Langfristig kann schlechter Schlaf auch einen Risikofaktor für kognitiven Abbau und Demenz darstellen.

Schlaflosigkeit kann darüber hinaus zu sozialer Ausgrenzung führen, wie eine Studie der Universität Berkley festgestellt hat (Simon und Walker 2018). Personen mit Schlafdefiziten ziehen sich eher zurück und fühlen sich sozial nicht mehr zugehörig. Dies ließ sich schon nach einer Nacht Schlafmangel nachweisen. Außerdem haben sie auch tatsächlich weniger soziale Anerkennung bekommen. Die Studie wies zusammenfassend darauf hin, dass Schlafmangel *eine Spirale der sozialen Ausgrenzung und Einsamkeit* in Gang setzen kann. Umgekehrt führt aber auch Einsamkeit zu Schlafstörungen.

3.1 Insomnie Erwachsener

Nächtliche Ein- und Durchschlafstörungen, die mit Tagesmüdigkeit sowie sozialen und beruflichen *Beeinträchtigungen* einhergehen, werden als Insomnie bezeichnet. Die diagnostischen Kriterien für eine nicht-organische Insomnie (auch „primäre Insomnie") beinhalten das Vorliegen einer Einschlafstörung, einer Durchschlafstörung oder eines nicht erholsamen Schlafs für die Dauer von *mindestens einem Monat,* mit negativen Auswirkungen auf die Tagesbefindlichkeit oder auf tägliche Aktivitäten. Der Lebensstil stellt die Hauptursache der Schlafstörung dar. Organische oder psychische Erkrankungen müssen ausgeschlossen sein (DGSM 2009). Für die Diagnose der schweren chronischen Insomnie müssen Schlafstörungen und Tageseinschränkungen über mindestens drei Monate vorliegen.

Jeder Dritte Erwachsene in Deutschland zwischen 18 und 79 Jahren leidet einer großen Bevölkerungsstudie aus dem Jahr 2013 zufolge (Schlack et al. 2013) unter potentiell klinisch relevanten Einschlaf- und Durchschlafstörungen! Eine neuere Befragung der Barmer Krankenkasse (2018) zeigte, dass vier von fünf Deutschen im Schnitt zwar zwischen sechs und acht Stunden pro Nacht schlafen und ein gutes Viertel nachts durchschläft. Allerdings haben 36 % der Bevölkerung Einschlafprobleme. In einer typischen Arbeitswoche schlafen 38 % nur sechs Stunden und weniger. Nur 18 % sind mit ihrem Schlaf tatsächlich zufrieden. Als Ursachen für die Schlafstörungen werden am häufigsten Digitalisierung, private Sorgen und Stress (39 %) sowie gesundheitliche und berufliche Probleme (34 %) angegeben. Wird nur die erwerbstätige Bevölkerung zwischen 18 und 65 Jahren betrachtet (DAK 2016), fühlen sich *80 % der Arbeitnehmer von Schlafproblemen betroffen.* Jeder 10. Beschäftigte leidet sogar an schweren Schlafstörungen mit sich anschließender Tagesmüdigkeit und eingeschränkter Leistungsfähigkeit. Zusammengefasst sind das *ca. 34 Millionen Deutsche* (DAK 2016)! Diese Anzahl wird sich unter anderem durch die Auswirkungen der Corona-Pandemie sicher noch weiter erhöhen.

Personen mit einer nicht-organischen chronischen Insomnie, d. h. mit lebensstilbedingten Schlafstörungen entwickeln darüber hinaus häufig *ungünstige Schlafgewohnheiten.* Sie setzen Strategien ein, die sie selbst für schlafförderlich halten, die aber tatsächlich den Schlaf auf Dauer eher negativ beeinflussen. Dazu zählen eine Ausdehnung der nächtlichen Bettzeiten, früheres abendliches Schlafengehen, ein unregelmäßiger Schlaf-Wach-Rhythmus, das häufige oder zu lange Schlafen am Tag sowie das Ausführen schlafbehindernder Aktivitäten im Bett (zum Beispiel Fernsehen, IT-Nutzung, Lesen oder Arbeiten) bzw. kurz vor dem Zubettgehen.

Sehr leicht kann auch ein „Teufelskreis" der Schafstörungen entstehen: Betroffene grübeln, wenn sie nicht ein- oder durchschlafen können, über ihre Schlafstörungen nach und überlegen, was wohl der Grund sein könnte und vor allem, welche Folgen das für den nächsten Tag haben kann. Das bedeutet Anspannung, die einen erst recht nicht schlafen lässt. Schon bald entwickelt sich eine *zunehmende Fokussierung* der Aufmerksamkeit auf die Schlafstörung, die schon beim Zubettgehen mit dem Warten auf den nicht kommenden Schlaf beginnt. Dies steigert die Angespanntheit weiter und trägt damit zur Aufrechterhaltung der Schlafstörung bei (Grötzinger und Schneider 2012).

Häufig entstehen Schlafstörungen aber auch durch ein belastendes Ereignis wie dem Tod eines nahen Angehörigen, Stress am Arbeitsplatz bzw. in der Partnerschaft oder durch finanzielle Sorgen. Diese Belastung, die einen natürlicherweise beschäftigt, sollte eigentlich nur zu vorübergehenden Schlafstörungen führen, die spätestens dann wieder verschwinden, wenn man mit dem Problem umzugehen gelernt hat oder es lösen konnte. Wenn nun aber *ungünstige Verhaltensweisen* dazu kommen, dann erleichtern diese die Aufrechterhaltung der Schlafstörungen. Im Laufe der Zeit, wenn der Betroffene sich der Schlafstörung richtig bewusst wird, entsteht die Befürchtung, dass die Schlafstörungen bleiben. Auch wenn die *eigentliche Ursache schon längst beseitigt* ist, bleibt der schlechte Schlaf erhalten, verstärkt sich, wird regelrecht antrainiert und chronifiziert (Weeß 2016). Damit konditioniert man die Schlafstörung, d. h. *man „lernt" schlechten Schlaf!*

Somit können Ein- und Durchschlafstörungen durch Konditionierung, falsches Verhalten oder falsche Maßnahmen ausgelöst und aufrechterhalten werden. Wie Sie dies verhindern, verändern oder verbessern können, steht im Kap. 5!

3.2   Schlechter und zu kurzer Schlaf bei Kindern und Jugendlichen

Die empfohlene Schlafdauer der American Society of Sleep Medicine (Paruthi et al. 2016), die weitgehend den Vorgaben der deutschen Kinderheilkunde entspricht, beträgt für sechs- bis 12-jährige Kinder neun bis 12 Stunden und für 13 bis 17-Jährige acht bis 10 Stunden pro Tag. Die Zubettgehzeiten von Kindern und Jugendlichen verlagern sich jedoch mit zunehmendem Alter nach immer später. Im Schnitt gehen sie – bis das Erwachsenenalter erreicht wird – regelmäßig *um bis zu zwei* Stunden später ins Bett als sie sollten (Paschke et al. 2020; Schlarb et al. 2015) und haben damit einen verkürzten Nachtschlaf. Dies ist das Ergebnis von Telefoninterviews zu Schlafverhalten, Schlafstörungen und psychischem Befinden mit fast 1000 Kindern und Jugendlichen zwischen 12 und 17 Jahren in Deutschland. Insgesamt ein Achtel, der über 15 Jahre alten Jugendlichen, darunter insbesondere Mädchen, leiden unter einem chronischen Schlafdefizit, das gehäuft mit Schlafstörungen und signifikanten Beeinträchtigungen der psychischen Gesundheit sowie mit Übergewicht einhergeht. Außerdem besteht ein starker Zusammenhang mit verlängerten Fehlzeiten in der Schule oder am Arbeitsplatz und emotionalen Störungen sowie Verhaltensauffälligkeiten.

Der Hauptgrund für den Schlafmangel der Jugendlichen ist die *hormonelle Veränderung* während der Pubertät (vgl. Abschn. 4.1.3). Dazu kommt aber vor allem die *Nutzung digitaler Medien* und ein die „Nacht zum Tage" machender Lebensstil mit nächtlichen Treffen von Freunden, Ausgehen und Feiern unter dem Einfluss von mehr oder weniger hellem Licht. Erschwerend kommt hinzu, dass die heutigen Jugendlichen immer weniger elterlichem und damit eventuell steuerndem Einfluss unterliegen (Bartel et al. 2015). Auch Jugendliche mit niedrigerem sozialen Status, gehen häufiger später zu Bett, schlafen kürzer und unregelmäßiger (Marco et al. 2012). Insgesamt schlafen in Deutschland 40 %, also fast die Hälfte von den 13- bis 17-Jährigen weniger als es entsprechend der auf diese Altersgruppe bezogenen Schlafempfehlungen (Robert- Koch-Institut 2020) nötig wäre. Diese Verkürzung der Schlafdauer bei Kindern und Jugendlichen ist jedoch weltweit zu beobachten.

Wegen der zu geringen Schlafenszeiten sind Kinder und Jugendliche morgens in der Schule unausgeschlafen und müde. Selbstverständlich hat dies *Auswirkungen auf die Schulleistungen.* Da in den meisten Schulen der morgendliche Unterrichtsbeginn nicht an die zirkadianen Besonderheiten der jugendlichen Schüler angepasst ist, leiden sie unter der Woche unter Schlafmangel, was nicht nur psychisch, sondern auch gesundheitlich sehr belastend ist. Längere Schlafdauer ist dagegen mit Lernfähigkeit und akademischen Leistungen positiv assoziiert.

Plädoyer für einen späteren Schulanfang

Die oben aufgeführten Ergebnisse müssen aufhorchen lassen! Sie zeigen, wie wichtig es wäre, Schul- oder Arbeitsanfang für diese Altersgruppe *nach hinten zu verschieben*.

Entsprechend belegen schon lange zahlreiche Untersuchungen, dass ein späterer Schulanfang die Leistungen der Jugendlichen deutlich erhöhen würde: Bereits eine Verschiebung des Schulbeginns von nur 20 Minuten erbrachte bei 2500 Schülern zwischen 13 und 18 Jahren eine Verbesserung der Leistung (Perkinson-Gloor et al. 2012). Bei einem Schulstart von einer Stunde später um 09 Uhr und der verlängerten Schlafdauer auf 8,5 Stunden (Lufi et al. 2011) bei im Durchschnitt 14 Jahre alten Schülern eine verbesserte Konzentration und ein erhöhter Leistungsgrad beim Lösen von Mathematikaufgaben gefunden, im Vergleich zu einer Kontrollgruppe, die nur 7,5 Std. geschlafen hatte. Deshalb sollten auch Prüfungen grundsätzlich nicht in den ersten zwei Stunden, sondern erst ab ca. 10:00 durchgeführt werden (Gelitz 2022).

Ein späterer Schulanfang, zumindest für Schüler der höheren Klassen, muss unbedingt diskutiert werden. Ein hervorragendes Modell wäre *eine Art freiwilliger Schicht-Unterricht*: Die Schüler der höheren Klassen können wählen, ob sie entweder zur normalen frühen Zeit mit dem Schulunterricht beginnen oder die ersten zwei, drei Stunden nachmittags nachholen wollen. Dem entgegen stehen allerdings die Arbeitszeiten der Lehrer und damit ein erhöhter Personalaufwand. Auch könnte das Leben in größeren Familien mit Kindern in unterschiedlichem Alter durch verschiedene Aufsteh- und Frühstückszeiten beeinträchtigt werden. All die möglichen Einschränkungen sollten jedoch in Hinblick auf die gesundheitlichen Auswirkungen eines länger anhaltenden Schlafmangels lösbar sein.

3.3 Schlafmangel und Krankheiten

Über die gesundheitlichen Auswirkungen von Schlafstörungen gibt es eine große Anzahl von wissenschaftlichen Publikationen. Obwohl sich dieses Sachbuch mit dem guten Schlaf befasst, werden hier der Vollständigkeit halber die wichtigsten Ergebnisse zusammengefasst.

Schlafmangel ist grundsätzlich für die körperliche und psychische Gesundheit ungünstig und hat beeinträchtigende Auswirkungen. Wenn er länger anhält, ist er ein Risikofaktor auf allen Ebenen, insbesondere für die Entwicklung von chronischen Erkrankungen. Schlafmangel macht auf die Dauer krank! Aber auch kurzfristiger Schlafmangel, schon eine schlaflose Nacht, hat gesundheitliche Folgen. Wenn man eine Nacht nicht geschlafen hat, entspricht das am nächsten Morgen einem Reaktionsvermögen bei einem Blutalkoholspiegel von einem Promille und die Leistungsfähigkeit ist tagsüber stark eingeschränkt. Schlafmangel fördert auch die Risikobereitschaft. Unausgeschlafene sind viel leichtsinniger im Umgang mit Gefahren, merken dies aber nicht.

Wenn gesunde Menschen regelmäßig weniger als 7 Stunden schlafen, tragen sie hinsichtlich der körperlichen Folgen bereits folgende Gesundheitsrisiken (Hirshkowitz et al. 2015): Schwächung des Immunsystems und des Stoffwechsels, Zunahme von Herz- und Gefäßerkrankungen, verstärkte Schmerzwahrnehmung und Depressionen. Chronischer Schlafmangel erhöht das Risiko für Krebserkrankungen, kann Demenz befördern und verkürzt sogar die Lebenserwartung. Genetisch programmierte Kurzschläfer (vgl. Abschn. 2.4) sind davon ausgenommen.

Auch bei Kindern ist Schlafmangel mit vielen Erkrankungen assoziiert. Dazu gehören u. a. Adipositas, Asthma bronchiale, chronische Kopfschmerzen, Aktivitäts- und Aufmerksamkeitsstörungen, Depressionen und Angststörungen.

Schließlich muss noch der Aspekt, dass die in unserer heutigen Gesellschaft auf dem Vormarsch befindlichen Schlafstörungen auch *wirtschaftliche und sozioökonomische Folgen* haben, angesprochen werden. Der allein durch Schlafmangel hervorgerufene wirtschaftliche Schaden, der in dessen Folge durch Übergewicht, metabolisches Syndrom, Herz-Kreislauferkrankungen oder Krebserkrankungen entsteht, ist riesig.

Schlafmangel und Immunsystem

Nicht nur chronischer Schlafmangel beeinträchtigt das Immunsystem, sondern schon bereits nach einer Nacht zu wenig Schlaf kann das Immunsystem seine Aufgaben nicht mehr richtig bewältigen. Bereits in den 1990 Jahren konnte gezeigt werden (Irwin et al. 1996), dass *das Immunsystem sehr schnell geschwächt ist*. In dieser Untersuchung wurden gesunde junge Männer einem Schlafentzug in der ersten Nachthälfte ausgesetzt. Sie durften nur von 03:00 Uhr bis 07:00 Uhr schlafen und hatten damit keinen Tiefschlaf mehr. Nach nur einer Nacht mit nur vier Stunden Schlaf hatten sie nur noch 30 % der natürlichen Killerzellen (Infektionen und krebsbekämpfende Immunzellen), im Vergleich zu der Anzahl nach einer Nacht mit acht Stunden Schlaf. In einer weiteren Studie (Prather et al. 2015) wurden Freiwillige mit einem Erkältungsvirus infiziert. Es zeigte sich, dass je weniger die Teilnehmer in der Woche vor der Infektion geschlafen hatten, desto höher war die Wahrscheinlichkeit, dass sie Schnupfen und Husten bekamen: Unter den Teilnehmern, die durchschnittlich nur fünf Stunden pro Nacht schliefen, bekam die Hälfte eine Erkältung, während unter den Personen, die jede Nacht durchschnittlich sieben Stunden schliefen, nur jeder Fünfte Erkältungssymptome aufwies.

Die enge Verbindung zwischen dem Schlaf und dem Immunsystem geht sogar in beide Richtungen: Das Immunsystem bekämpft im Schlaf Infektionen und Krankheiten. Wird man jedoch krank, *regt das Immunsystem den Schlaf aktiv an*, sorgt für Müdigkeit und verlangt nach mehr Ruhe. So oder so benötigt das Immunsystem ausreichend Schlaf!

Schlafmangel und Stoffwechsel

Besonders gravierend sind auch die Auswirkungen auf den Stoffwechsel. Denn Schlafmangel macht hungrig und dick! Gestörter Schlaf ist ein unabhängiger Risikofaktor für das *Metabolische Syndrom*, das in unserer heutigen Gesellschaft sehr stark zunimmt. Es ist definiert durch das gleichzeitige Vorkommen von Übergewicht (Adipositas), hohem Blutdruck, gestörtem Fettstoffwechsel und erhöhtem Blutzuckerspiegel. Aus dem metabolischem Syndrom entwickelt sich in der Regel Diabetes Typ 2. Dabei spielt das Hormon Leptin eine große Rolle. Es wird im Schlaf gebildet, sorgt für ein Sättigungsgefühl und verhindert den Appetit. Deshalb bekommen wir normalerweise während des Schlafens keinen Hunger. Mehrere Studien (Schmidt et al. 2014; Hallschmid et al. 2015) zeigen jedoch, dass die Ausschüttung des Leptins bei schlechtem Schlaf reduziert wird. Dadurch entsteht das bei Schlafmangel gesteigerte Hungergefühl. In einer amerikanischen Studie hatten Probanden mit durchschnittlich nur fünf Stunden Schlaf pro Nacht ein um 70 % höheres Risiko für Übergewicht als Teilnehmer, die zwischen sieben und neun Stunden schliefen (Gangwisch et al. 2005). Außerdem wird paradoxerweise bei Schlafmangel das Belohnungszentrum im Gehirn aktiviert, was z. B. Lust auf Schokolade macht.

Es besteht insgesamt eine starke Verbindung zwischen Schlafdauer und dem Risiko für Erkrankungen des Stoffwechsels. Dass bei unregelmäßige Schlafenszeiten *Risikofaktoren für Stoffwechselerkrankungen* wie u. a. Body-Mass-Index (BMI), Blutzuckerspiegel oder Blutdruck bereits mit schlechteren Werten einhergehen, ergibt auch eine aktuelle Beobachtungsstudie, in der das Schlafverhalten von fast 2000 Erwachsenen untersucht wurde (Lunsford-Avery et al. 2018). Auch bei Kindern ist Schlafmangel ein unabhängiger Risikofaktor für Übergewicht.

Schlafmangel und Herz- und Gefäßerkrankungen
Schlafmangel wirkt sich auch auf Herz- und Gefäßerkrankungen aus. Das ist das Ergebnis einer großen Metaanalyse von 15 Studien mit 160.000 Teilnehmern und einer Nachbeobachtungszeit von bis zu 30 Jahren (He et al. 2017). Das Risiko, einen Herzinfarkt oder Schlaganfall zu erleiden, ist bei Menschen mit Einschlafstörungen um 27 %, mit Durchschlafstörungen um 11 % und nicht erholsamen Schlaf um 18 % erhöht. Zu frühes morgendliches Erwachen erbrachte dagegen keine Risikoerhöhung, was zeigt, dass zu frühes Aufstehen keine Folgen für die körperliche Gesundheit hat. Auch eine weitere kontrollierte Kohortenstudie unter dem Ausschluss von Schlaf-Apnoe fand (Wu et al. 2014), dass Menschen mit Schlafstörungen deutlich häufiger an einem Schlaganfall erkrankten, wobei Personen mit dauerhafter Schlaflosigkeit stärker gefährdet sind als Menschen mit nur zeitweisen Schlafstörungen.

Schlafmangel und Krebs
Einen Zusammenhang mit chronischem Schlafmangel und Brustkrebsrisiko stellte als erstes eine Studie mit schichtarbeitenden Krankenschwestern her (Dickerman und Liu 2012). Dabei wurde festgestellt, dass häufige Nachtschichten das Brustkrebsrisiko gegenüber Nicht-Schichtarbeiterinnen erhöht. Das Risiko steigt in Abhängigkeit von der Länge der Nachtarbeit und dem Chronotyp (4.1.3) an, wobei Morgentypen (Lerchen) mehr gefährdet sind als Abendtypen (Eulen).

Das Risiko ist nach heutigem Wissensstand für andere Krebsarten (Prostatakrebs, Darmkrebs, Gebärmutterkrebs) ebenfalls erhöht. Eine große europäische Studie mit fast 25.000 Personen ergab, dass das Krebsrisiko um 40 % höher lag, wenn ein Mensch statt mindestens sieben *nur noch sechs oder weniger Stunden schlief.* Ähnliche Zusammenhänge wurden in einer Untersuchung mit mehr als 75.000 Frauen über einen Zeitraum von elf Jahren festgestellt (Walker 2018). Es ist nicht genau bekannt, was der Grund für diese Zusammenhänge ist, jedoch dürfte die *Störung des Immunsystems aufgrund von fehlenden Tiefschlafphasen* daran einen großen Anteil haben. Eine weitere mögliche Überlegung befasst sich damit, dass bei Schlafmangel das sympathische Nervensystem sehr aktiv ist. Die starke Aktivität könnte das Immunsystem dazu veranlassen, irgendwo im Körper eine zwar unnötige, aber andauernde Entzündungsreaktion hervorzurufen. Gerade entstehende Krebserkrankungen nutzen wiederum häufig Entzündungsreaktionen um sich weiterzuentwickeln (Walker 2018).

Schlafmangel und Demenz

Schlafstörungen könnten ein frühes Anzeichen für Morbus Alzheimer oder eine mögliche Ursache von Demenz sein. Diesen Schluss erlauben mehrere aktuelle Untersuchungen wie eine Langzeitstudie zu den Risikofaktoren für die Alzheimer Erkrankung (Sprecher et al. 2017) und eine Querschnittstudie, bei der es um Schlafstörungen älterer Menschen geht (Spira et al. 2013). Ansatzpunkt sind die Beta-Amyloide, die ein zentrales Kennzeichen für Morbus Alzheimer sind. Sie sind toxische Stoffwechselprodukte, die sich im Gehirn ablagern. Während gutem Schlaf weiten sich die Zwischenräume der Nervenzellen des Gehirns, vor allem in tiefen Schichten und werden von einem Flüssigkeitsstrom durchspült. Schlaf fördert damit die Ausspülung von Beta-Amyloiden. Diese und weitere Studien (Xie et al. 2013) weisen darauf hin, dass es möglicherweise durch Schlafstörungen zu einer *Störung der nächtlichen Selbstreinigung des Gehirns* kommt. Dies könnte erklären, warum Menschen mit Schlafdefiziten häufiger an einer Demenz erkranken (Deutsches Ärzteblatt 07.07. 2017).

Schlafstörungen können außerdem auch Anzeichen von weiteren ernsthaften Erkrankungen wie Parkinson und Epilepsie sein, werden aber als solche häufig nicht erkannt (Bassetti und Mast 2019).

Schlafmangel und Mortalität

Langfristiger Schlafmangel macht nicht nur krank, sondern kann auch die Sterblichkeit erhöhen. Dies belegen mehrere Studien, wobei inzwischen wissenschaftlicher Konsens dazu besteht, dass (außer bei echten, genetisch programmierten Kurzschläfern) eine *fortwährend unter sechs Stunden liegende* Schlafdauer *die Lebenserwartung verkürzt.* Akerstedt und Mitarbeiter(Åkerstedt et al. 2019) untersuchten knapp 44.000 Schweden unter 65 Jahren und begleiteten sie anschließend noch 13 Jahre. Personen, die jede Nacht nur fünf Stunden oder weniger schliefen, hatten im Vergleich zu denjenigen, die sieben Stunden oder mehr schliefen, ein erhöhtes Sterberisiko. Es scheint aber so, als könne das Risiko vermindert werden, wenn man tagsüber einen längeren Mittagsschlaf mit Tiefschlafphasen macht.

Auch bei Personen, die regelmäßig über neun Stunden schlafen (genetisch geprägte Langschläfer sind ausgeschlossen) wurde eine verringerte Lebenserwartung festgestellt, was aber daran liegt, dass häufig Menschen deshalb lang schlafen, weil sie krank sind. In einer Untersuchung mit über 116.000 Teilnehmern zwischen 35 und 70 Jahren aus 21 Ländern (Wang et al. 2018), waren die extremen Vielschläfer körperlich träger, depressiver, sie rauchten mehr und tranken mehr Alkohol als die übrigen Teilnehmer. Außerdem hatten sie häufiger Bluthochdruck und chronisch obstruktive Bronchitis. Diese Studie zeigt eindeutig, dass nicht das lange Schlafen zu den Krankheiten führt, sondern umgekehrt, ein schlechterer Lebensstil, Gesundheitszustand oder eine Erkrankung die Ursache für das lange Schlafen darstellen (Ärztezeitung 2018).

3.4   Kann man Schlafmangel ausgleichen?

Diese Frage ist nach dem heutigen Wissensstand noch immer schwer zu beantworten. Da die Menschen, als sie noch in der Wildnis gelebt haben, unterbrochen schlafen mussten oder auch manchmal gar nicht schlafen konnten, ist möglicherweise in unseren Genen noch die Information vorhanden, dass der Mensch *kurzfristig auch ohne Schlaf auskommen kann* (Weeß 2018). Allerdings sind unsere Vorfahren auch viel früher verstorben.

Dennoch müssen wir aufgrund der heutigen Erkenntnislage davon ausgehen, dass es *nicht möglich ist*, Schlafmangel und die entstehenden Defizite auszugleichen. *Verlorenen Schlaf können wir nicht aufholen.* Auch hinsichtlich der Arbeit des Immunsystems ist dies rückwirkend unmöglich (Walker 2018). Zumindest aber kann ein gewisser Ausgleich durch höhere Schlafqualität in der nächsten Nacht oder mit einem Mittagsschlaf am nächsten Tag stattfinden. Auch wird vermutet (Åkerstedt et al. 2019), dass für das in einer Arbeitswoche angehäufte Schlafdefizit ein gewisser Ausgleich am Wochenende durch längeren Schlaf mit *höherer Qualität* stattfinden könnte. Insgesamt ist jedoch nicht geklärt, ob Schlafmangel tatsächlich auf diese Weise zumindest teilweise aufgefangen werden kann. Es ist auch nicht möglich, zu erwartende Schlafdefizite durch „*Vorschlafen*" zu vermindern.

Reine Ruhephasen im Wachen zwischendurch wirken zwar auch erholsam, können jedoch den kognitiven Leistungsabfall nicht wiederherstellen und den Schlaf ebenfalls nicht ersetzen (Nissen et al. 2021). Die Erholung des Gehirns braucht definitiv einige Zeit im leichten Schlaf und Tiefschlaf. Damit ist bewiesen, dass der Schlaf durch Wach-Ruhephasen nicht zu ersetzen ist.

Literatur

Åkerstedt T, Ghilotti F, Grotta A, Zhao H, Adami HO, Trolle-Lageros Y, Bellocco R (2019) Sleep duration and mortality – Does weekend sleep matter? J Sleep Res 28(1):e12712. https://doi.org/10.1111/jsr.12712

Ärztezeitung (2018). https://www.aerztezeitung.de/Medizin/Wer-sechs-bis-acht-Stunden-pro Nacht-schläft-lebt-am laengsten-232317.html?bPrint=tru. Zugegriffen am 21.12.21

Barmer (2018) Schlafgesundheit in Deutschland. https://www.barmer.de/.../presse-mitteilungen/presse-archiv-2018/schlaf-157710. Zugegriffen am 29.11.2021

Bartel KA, Gardisar M, Williamson P (2015) Protective and risk factors for adolscent sleep: a meta-analytic review. Sleep Med Rev 21:72–85

Bassetti C, Mast F (2019) Der Urzustand des Gehirns ist das Schlafen. Interview in UniPress - Forschung und Wissenschaft an der Uni Bern 176

DAK (2016) Erwerbstätigenbefragung 2016 – DAK Gesundheitsreport 2017. https://www.dak.de/dak/download/praesentation-iges-1885296.pdf. Zugegriffen am 01.10.2021

Deutsche Gesellschaft für Schlafmedizin (2009) Nicht erholsamer Schlaf/ Schlaf-störungen – S3-Leitlinie der Deutschen Gesellschaft für Schlafforschung und Schlafmedizin (DGSM). Somnologie 13:4–160

Deutsches Ärzteblatt (2017) Alzheimer: Studie sieht Verbindung zu Schlafstörungen. Aerzteblatt.de, 7. Juli 2017

Dickerman B, Liu J (2012) Does current scientific evidence support a link between light at night and breast cancer among female night-shift nurses? Workplace Health Saf 60(6):273–282. https://doi.org/10.3928/21650799-20120529-06

Gangwisch JE, Malaspina D, Boden-Albala B, Heymsfield SB (2005) Inadequate sleep as a risk factor for obesity: analyses of the NHANES I. Sleep 28(19):1289–1296. https://doi.org/10.1093/sleep/28-10-1289

Gelitz C (2022) Für den Spättyp ist um 9 Uhr morgens noch tiefe Nacht. Interview, Spektrum.de, 21.01.2022. Zugegriffen am 02.02.2022

Grötzinger M, Schneider F (2012) Nichtorganische Schlafstörungen (F51). In: Schneider F (Hrsg) Facharztwissen Psychiatrie und Psychotherapie. Springer Verlag, Berlin, Heidelberg

Hallschmid M, Oster H, Schultes B, Schmidt SM (2015) Kurzer, gestörter und un-regelmäßiger Schlaf: Die schädlichen Auswirkungen auf den menschlichen Stoff-wechsel. Dtsch Med Wochenschr 140:1278–1283

He Q, Zhang P, Li G (2017) The association between insomnia symptoms and risk of cardio-cerebral vascular events: a meta-analysis of prospective cohort studies. Eur J Prev Cardiol 24(10):1071–1082. https://doi.org/10.1177/2047487317702043

Hirshkowitz M, Whiton K, Steven MA, Alessi C et al (2015) National Sleep Founda-tion's sleep time duration recommendations: methodology and results summary. Sleep Health 1(1):40–43. https://doi.org/10.1016/j.sleh.2014.12.010. Epub 2015 Jan 8

Irwin M, McClintick J, Costlow C, Fortner M, White J, Gillin C (1996) Partial night sleep deprivation reduces natural killer and cellular immune response in humans. FASEB J. https://doi.org/10.1096/fasebj.10.5.8621064

Lufi D, Tzischinsky O, Hadar S (2011) Delaying school starting time by one hour: some effects on attention levels in adolescents. J Clin Sleep Med 7(2):137–143

Lunsford-Avery JR, Engelhardt MM, Navar AM, Kollins SH (2018) Validation of the sleep regularity index in older adults and associations with cardiometabolic risk. Sci Rep 8(1):14158

Marco CA, Wolfson AR, Sparling M, Azuaje A (2012) Family socioeconomic status and sleep patterns of young adolescents. Behav Sleep Med 10:70–80

Nissen C, Piosczyk H, Holz J, Maier JG, Frase L, Sterr A, Riemann D, Feige B (2021) Sleep is more than rest for plasticity in the human cortex. Sleep 44(3). https://doi.org/10.1093/sleep/zsaa216

Paruthi S, Brooks LJ, D'Ambrosio C et al (2016) Recommended amount of sleep for pediatric population: a consensus statement of the American Academy of Sleep Medicine. J Clin Sleep Med 12(6):785

Paschke K, Laurenz K, Thomasius R (2020) Chronischer Schlafmangel im Kindes- und Jugendalter. Punktprävalenz, psychosoziale Merkmale und Schlafindizes einer repräsentativen Stichprobe. Deutsches Ärzteblatt 117(40):661–667

Perkinson-Gloor N, Lemola S, Grob A (2012) Sleep duration, posititve attitude toward life, and academic achievement: The role of daytime tiredness, behavioral persistence, and school start times. J Adolesc. https://doi.org/10.1016/j.adolescence.2012.11.008

Prather A. A., Janicki-Deverts D, Hall M. A., Cohen S (2015) Behaviorally assessed sleep and susceptibility to the common cold. Sleep 38(9):1353

Robert-Koch-Institut (RKI) (2020) AdiMon-Themenblatt: Schlaf (Stand 1. Juli 2020). Zugegriffen am 28.12.2021

Schlack R, Hapke U, Maske U, Busch MA, Cohrs S (2013) Häufigkeit und Verteilung von Schlafproblemen und Insomnie in der deutschen Erwachsenenbevölkerung. Ergebnisse der Studie zur Gesundheit Erwachsener in Deutschland (DEGS1). Bundesgesundheitsblatt 56(5-6):740-748. doi: 10.1007/s00103-013-1689-2, Online publiziert: 27. Mai 2013, Springer, Berlin, Heidelberg

Schlarb A, Gulewitsch MD, Weltzer V, Ellert U, Enck P (2015) Sleep duration and sleep problems in a representative sample of German children and adolescents. Health 7:1397–1408

Schmidt SM, Hallschmidt M, Schultes B (2014) The metabolic burden of sleep loss. Lancet Diabetes Endocrinol. https://doi.org/10.1016/S2213-8587(14)70012-9

Simon EB, Walker MP (2018) Sleep loss causes social withdrawal and loneliness. Nat Commun 9:3146. https://doi.org/10.1038/s41467-018-05377-0

Spira AD, Gamaldo AA, An Y, Wu MN, Simonsick EM, Bilgel M, Zhou Y, Wong DF, Ferrucci L, Resnick SM (2013) Self-Reported Sleep and β-Amyloid deposition in community dwelling older adults. JAMA Neurology 70:1537–1543

Sprecher KE, Koscik RL, Carlsson CM, Zetterberg H, Blennow K, Okonkwo OC, Sager M, Asthana S, Sc J, Benca RM, Bendlin BB (2017) Poor sleep is associated with CSF biomarkers of amyloid pathology in cognitively normal adults. Neurology 89(5). https://doi.org/10.1212/WNL.0000000000004171

Walker M (2018) Das große Buch vom Schlaf. Goldmann, München

Wang C, Bangdiwala SI, Rangarajan S, Lear S et al (2018) Association of estimated sleep duration and naps with mortality and cardiovascular events: a study of 116.632 people from 21 countries. Eur Heart J 40:1620–1629. https://doi.org/10.1093/eurheart/ehy695

Weeß HG (2016) Die schlaflose Gesellschaft – Wege zu erholsamen Schlaf und mehr Leistungsvermögen. Schattauer, Stuttgart

Weeß HG (2018) Schlaf wirkt Wunder. Alles über das wichtigste Drittel unseres Lebens. Droemer, München

Wu PP, Lin HJ, Wenig SF, Ho CH, Wang JJ, Hsu JW (2014) Insomnia subtypes and the subsequent risks of stroke – report from a nationally representative cohort. Stroke 45(5):1349–1354. https://doi.org/10.1161/STROKEAHA.113.003675

Xie L, Kang H, Xu Q, Chen M, Liao Y, Thiyagarajan M, O'Donnell J, Christensen D, Nicholson C, Iliff JJ, Takano T, Deane R, Nedergaard M (2013) Sleep drives metabolic clearance from the adult brain. Science 342(6156):373–377. https://doi.org/10.1126/science.1241224

Zulley J (2005) Mein Buch vom guten Schlaf. Verlag Zabert, Sandmann

4

Was hat gesunder Schlaf mit unserer inneren Uhr und dem Lebensstil zu tun?

Inhaltsverzeichnis

Die Chronobiologie ist die Lehre der Lebensrhythmik und die Wissenschaft von der inneren Uhr. Dieses Kapitel beschäftigt sich mit den Grundlagen zur inneren Uhr, aus was sie eigentlich besteht bzw. wie sie funktioniert, wie wichtig sie für unser Leben ist und wie sie für den Schlaf bestimmend ist. Es geht um die Chronotypen und was Morgen- und Abendmenschen ausmacht. Was passiert, wenn die innere Uhr durcheinander gebracht wird? Unser heutiger Lebensstil ist dafür einer der wichtigsten Risikofaktoren! Er ist die unabdingbare Basis, um nicht-organischen Schlafproblemen vorzubeugen bzw. sie zu behandeln.

© Der/die Autor(en), exklusiv lizenziert an Springer-Verlag GmbH, DE, ein Teil von
Springer Nature 2022
A. Schuh, *Gesunder Schlaf und die innere Uhr*,
https://doi.org/10.1007/978-3-662-64953-4_4

4.1   Die Wissenschaft von der „inneren Uhr": Chronobiologie

Nicht nur wir Menschen, sondern das Leben auf der Erde und die Natur an sich, sind gewissen Zeitstrukturen unterworfen. Beispiele sind der Jahreszyklus (365 Tage), der zirkadiane Zyklus (Tag-Nacht-Zyklus, 24 Std.), der Mondzyklus 28 Tage oder der Gezeitenzyklus (12 Std.). Auch bei allen Lebewesen, Einzellern, Bakterien, Pflanzen und Tieren sind rhythmische Lebensvorgänge vorhanden. Direkt sichtbar ist bei Pflanzen die Vegetationsperiodik und bei Tieren der Winterschlaf oder Fellwechsel.

4.1.1   Die Zeitstrukturen des Menschen

Beim Menschen kann man die Zeitstrukturen nach ihrer Periodendauer einteilen (Tab. 4.1). Es gibt Rhythmen, die viele Jahre, Jahrzehnte oder Jahrhunderte andauern und menschheitsgeschichtliche Entwicklungen, also die Evolution anzeigen, ebenso wie nur sekundenlange oder noch kürzere Rhythmen, wie wir sie u. a. bei der Herzfrequenz spüren:

Im Jahresverlauf zeigt sich beim Menschen beispielsweise eine Rhythmik, die sich zwischen Sommer und Winter ein wenig unterscheidet. In den Sommermonaten ist das sympathische Nervensystem im Vordergrund, was u. a. die Stoffwechselaktivität des Menschen antreibt und es dominieren Leistung und Aktivität. In den Wintermonaten dürstet es den Menschen dagegen nach Ruhe und er zieht sich mehr in die eigenen vier Wände zurück, der Einfluss des Parasympathikus überwiegt. Im Winterhalbjahr ist demgemäß die Stoffwechselaktivität geringer. Der Mensch hält dann eine Art „Mini-Winterschlaf", der dadurch gekennzeichnet ist, dass die Körperkerntemperatur (vgl. Abschn. 2.3.2) um etwa ein halbes Grad Celsius niedriger liegt als im Sommer. Wir werden unten sehen, dass die Körperkerntemperatur, die den Schlaf mitbestimmt, auch ein wichtiges Maß für den zirkadianen Rhythmus ist.

Im Tagesablauf findet sich häufig ein ultradianer Rhythmus mit mehr als einer, meist mehreren Stunden. Dazu gehören unter anderem Schwankungen in unserer körperlichen und geistigen Leistungsfähigkeit. Hinsichtlich unserer geistigen Leistungsfähigkeit wissen wir alle, dass sie spätestens *nach rund 90 Minuten* Vortrag oder Lernen deutlich einbricht und wir eine Pause benötigen. Dies ist bei der Aufmerksamkeit nicht anders. Nicht umsonst gehen Fernsehfilme meist nur über eineinhalb Stunden – danach würden wir nicht mehr aktiv aufpassen können. Weitere ultradiane Rhythmen zeigen sich bei Säuglingen, die ca. alle vier Stunden Hunger bekommen, aber auch der Er-

Tab. 4.1 Beispiele für Zeitstrukturen des Menschen und ihre Auswirkung auf verschiedene physiologische Funktionen bzw. Parameter (modifiziert nach Hildebrandt et al. 1988)

Periodendauer	Bezeichnung	Parameter und physiologische Funktion
Jahre, Jahrzehnte, Jahrhunderte	Jahresrhythmus, Dekadenrhythmus, 100-jähriger Rhythmus (Zentenniumrhythmus)	Entwicklung der Menschheit, Evolution
12 Monate	Jahresrhythmus	Frühjahr bis Herbst (ca. April – Oktober): sympathikotone Aktivierung, Winter: parasympathische Aktivierung
1 Monat	Monatsrhythmus	Menstruation, Fruchtbarkeit der Frau, Körperkerntemperatur
24 Stunden	**Zirkadianer Rhythmus =** Tag-Nacht-Rhythmus	**Wachen-Schlafen,** Körperkerntemperatur, u. a. Herzfrequenz Thermoregulation, Blutdruck, Stimmung, Nervosität, Aufmerksamkeit, Konzentration
12 Stunden	12-Stunden-Rhythmus	u. a. Leistungsfähigkeit, Aufmerksamkeit, Blutdruck
Mehrere Stunden	Ultradianrhythmus	u. a. Konzentration und Entspannung (1,5 Stunden) Neugeborene: selbstverlangte Nahrungsaufnahme ca. alle 4 Stunden Nahrungsaufnahme Erwachsene (ca. alle 4 Stunden)
1 Stunde	Stundenrhythmus	Schlafphasen (90 Minuten, 70–100 Minuten)
Minuten	Minutenrhythmus	u. a. Bewegung Verdauungstrakt, Wehenmotorik
Sekunden	Sekundenrhythmus	u. a. Herzfrequenz, Atemrhytmus

wachsene will unbewusst jeweils *nach vier Stunden etwas essen*. Nicht umsonst waren die früheren Essenszeiten morgens um acht Uhr, mittags um 12 Uhr und das Abendessen um 17, spätestens um 18 Uhr. Die rhythmische Schwingung des Schlafs kann im weiteren Sinne als Stundenrhythmik angesehen werden, mit dem regelmäßigen Ablauf von ca. 90-minütigen Schlafphasen. Sie wurde ausführlich in Abschn. 2.2 beschrieben (Schlafprofil).

Der 24-Stunden-Rhythmus, der zirkadiane Rhythmus ist in Hinblick auf guten Schlaf *der Wichtigste* und beeinflusst fast alle körperlichen und psychischen Funktionen! Er wird von der inneren Uhr (vgl. Körperkerntemperatur und Melatonin, Abschn. 2.3.2) gesteuert und bestimmt zusammen mit dem untertags aufgebauten Schlafdruck (Abschn. 4.1.7) Wachen und Schlafen, den Schlaf-Wach-Rhythmus.

In kürzeren Abständen schwingen viele weiter physiologische Funktionen des Körpers wie die Bewegung des Verdauungstraktes oder Herzfrequenz und Blutdruck.

4.1.2   Was ist die innere Uhr?

Jeder Mensch hat von Geburt an eine innere Uhr. Sie bestimmt, ob wir ein Morgen- oder Abendmensch sind, wann wir wach werden oder schlafen müssen oder Hunger haben. Sie ist zum einen vererbt, wird aber zusätzlich sehr stark von den äußeren Bedingungen beeinträchtigt sowie von der Umwelt und vom Lebensstil beeinflusst.

Welche Bedeutung die Chronobiologie heute hat, zeigte sich im Jahr 2017, als der *Nobelpreis* für Medizin/Physiologie an die drei Chronobiologen Jeffrey C. Hall, Michael Rosbash und Michael W. Young verliehen wurde. Sie haben im Laufe von jahrzehntelangen Untersuchungen an der Fruchtfliege (Drosophila) mehrere Gene, die den zirkadianen Rhythmus regulieren, erforscht (Klarsfeld et al. 2018).

Die drei Wissenschaftler konnten eindeutig belegen, dass *alle Zellen des Körpers* die Fähigkeit zur Erzeugung eigener zirkadianer Rhythmen besitzen. Jede Zelle hat „Uhren-Gene", die einen eigenen biologischen Rhythmus haben. Ungefähr zehn Prozent der Gene sind besonders morgens, mittags oder abends aktiv (Gelitz 2021).

Der Lebensrhythmus der Menschen wird aber nicht nur durch die Gene bestimmt, sondern in einer faszinierenden Art und Weise *mit unserer Umwelt abgestimmt*. Die Zeitstrukturen des Menschen werden somit durch zwei Arten von sog. „Zeitgebern" bestimmt:

* der genetischen Prägung (innere Zeitgeber) und
* den exogenen (äußeren) Zeitgebern.

Die inneren Zeitgeber bestehen aus den menschlichen Genen. Unter den exogenen Zeitgebern, den Umwelteinflüssen, ist das Tageslicht am wichtigsten.

Die Abstimmung zwischen der genetischen Prägung und den exogenen Zeitgebern erfolgt im Suprachiasmatischen Nucleus im Gehirn (s.u.). Diese Struktur wird als innere Uhr bezeichnet.

4.1.3 Genetische Prägung und Chronotypen

Genetische Prägung (innere Zeitgeber)
Der Überlieferung nach entdeckte der französische Astronom Jean Jaques Mairan im Jahr 1792, dass eine Mimose auf seinem Schreibtisch bei Dunkelheit die Blätter einrollte. Zunächst dachte er wohl, sie schläft abends wenn es dunkel ist und wacht am nächsten Tag bei Helligkeit wieder auf. Um dies zu überprüfen, stellte er die Mimose an einen permanent dunklen Ort und schaute dort nach, ob sie trotzdem ihre Blätter wieder aufrollt. Und tatsächlich: Sie machte dies auch im Dunkeln, d. h. unabhängig vom Tageslicht und das noch dazu in einem bestimmten Rhythmus! Damit war bewiesen, dass das Öffnen und Schließen der Blätter nicht nur vom Tageslicht bzw. Dunkelheit abhängt. Dies war bereits ein erster Hinweis, dass Wachen und Schlafen auch genetisch gesteuert sein muss, wurde aber von Mairan selbst nicht erkannt. Erst fast ein Jahrhundert später vollzog ein Schweizer Botaniker Mairans Experiment mit der Mimose nach und stellte fest, dass sie ihre Blätter unabhängig von Hell und Dunkel in einen Rhythmus von ca. 23 Stunden bewegte (Wikipedia 2021).

Erst in den 1960er-Jahren haben dann zwei Münchener Psychologen, Jürgen Aschoff und Jürgen Zulley, die bekannten *„Bunkerversuche in Andechs"* durchgeführt. 450 Teilnehmer, überwiegend Studenten, lebten dabei ohne Tageslicht und ohne Umweltkontakte wochenlang in einer Versuchsanlage unter der Erde. Sie hatten künstliches Licht und konnten lesen, arbeiten und schlafen wann sie wollten. Das Essen bekamen sie durch Schleusen, damit sie nicht wussten, ob es draußen Tag oder Nacht ist. Bei den Teilnehmern stellte sich ein individuell festgelegter Tagesrhythmus ein, der aber überraschenderweise im Durchschnitt 25 Stunden dauerte (Zulley 2005). So wurde mit diesem Experiment bewiesen, dass die genetische Prägung des Tagesrhythmus des Menschen etwas länger ist und ohne den Einfluss äußerer Zeitgeber nicht exakt dem von uns gelebten 24 Stunden-Rhythmus entspricht. Die Versuche haben weiterhin gezeigt, dass eine tägliche Synchronisation mit den exogenen Zeitgebern der Umwelt, insbesondere dem Tageslicht nötig ist. Ist dies nicht gegeben, scheint sich der Wach-Schlaf-Rhythmus mehr und mehr zu verlängern. Das bedeutet also, dass sich unsere innere Uhr jeden Tag aufs Neue durch das Tageslicht justiert.

Unzählige weitere Untersuchungen, die überwiegend von Molekularbiologen durchgeführt wurden, erbrachten in den Folgejahren bis heute intensive Erkenntnisse über die genetische Basis unseres Tagesrhythmus.

Chronotypen

Die Vererbung legt auch die Chronotypen (Tab. 4.2) fest: Es gibt *Frühtypen (Morgenmenschen) und Spättypen (Abendmenschen), im Volksmund auch als Lerchen und Eulen bezeichnet.* Jeder kennt eine extreme Lerche, die morgens „mit den Vögeln aufsteht", abends aber jede gesellige Runde schon früh verlässt und schlafen geht. Der Gegentyp dazu ist eine späte Eule, die spät nachts müde wird, freiwillig erst mitten in der Nacht ins Bett geht und dafür bis in den späten Vormittag hinein schläft.

Der Chronotyp bestimmt den zirkadianen Rhythmus und damit Wachen und Schlafen eines jeden Einzelnen. Er beeinflusst die in Abschn. 2.3.2 beschriebenen Melatoninausschüttung und die Körperkerntemperatur.

Nach der Geburt dauert es ein paar Jahre, bis sich der Chronotyp richtig herausgebildet hat. Bis zum 5. Lebensjahr sollte diese Entwicklung abgeschlossen sein. Der Chronotyp verändert sich dann grundsätzlich im Laufe des Lebens kaum mehr.

Mithilfe einer großen online Befragung mit dem Munich Questionnaire Schlaf, die bis zum Jahr 2017 mit mehreren 100.000 Deutschen durchgeführt wurde und in vielen Ländern und in zahlreiche Sprachen übersetzt verwendet wird, wurden in einmaliger Form konkrete Zahlen zu den Chronotypen erarbeitet. Demnach geht ein Drittel der Menschen in Deutschland (rund

Tab. 4.2 Häufigkeitsverteilung von Früh- und Spättypen (Lerchen und Eulen). Schlaf an freien Tagen, durchschnittliches individuelles Schlafbedürfnis. Uhrzeit der Schlafenszeit, aufgeteilt in Einschlafzeit und entsprechend häufigste Aufwachzeit. Adaptiert an 7–8 Stunden Schlafenszeit. Zeitpunkt der Schlafmitte bei den verschiedenen Chronotypen. Ergebnisse aus online Datenerhebung bei rund 185.000 Personen. Munich Chronotype Questionnaire (modifiziert nach Roenneberg et al. 2004 und 2019)

Einschlafen (Uhrzeit)	Aufwachen (Uhrzeit)	Chronotyp	Anteil der Bevölkerung	Zeitpunkt der Schlafmitte, tiefster Punkt der Körperkerntemperatur
vor 21:30	(bis) 05:00	Extremer Frühtyp	1,2 %	23:00–01:00
21:30–22:30	(bis) 06:30	Moderater Frühtyp	5,9 %	01:30–02:00
22:30–23:30	(bis) 07:30	Leichter Frühtyp	22 %	02:30–03:00
23:30–00:30	(bis) 08:30	Normaltyp	29,8 %	03:30–04:00
00:30–01:30	(bis) 09:30	Leichter Spättyp	21 %	04:30–05:00
01:30–02:30	(bis) 10:30	Moderater Spättyp	11,7 %	05:30–06:00
nach 02:30	(ab/nach) 11:00	Extremer Spättyp	8,2 %	ab/nach 06:30

29,8 %) an freien Tagen zwischen 23:30 und 00:30 zu Bett und schläft etwa bis 08:30, wobei sieben bis acht Stunden durchschnittliche Schlafenszeit vorausgesetzt wird. Diese Personen werden dann als *Normaltyp* bezeichnet. Fast so viele Menschen, nämlich 29,1 % gehen früher ins Bett und sind damit *Frühtypen*. Darunter sind die leichten Frühtypen mit 22 % weitaus in der Überzahl. Dies entspricht einem Fünftel der Bevölkerung. Moderate Frühtypen, die schon gegen 21:30 ins Bett gehen und extreme Frühtypen, die noch früher schlafen, sind insgesamt nur zu 7 % vertreten. „Morgenstund hat Gold im Mund" gilt demnach nur für einen Bruchteil unserer Bevölkerung, denn die moderaten und extremen Frühtypen machen weniger als ein Zehntel aus.

Fast in selber Größenordnung wie die leichten Frühtypen sind mit 21 % leichte Spättypen vorhanden. Nur wenig Deutsche sind mit knapp 12 % moderate Spättypen und extreme Spättypen (8 %), die erst gegen 02:30 oder später ins Bett gehen und dann bis in den späten Vormittag hinein schlafen.

Insgesamt gesehen sind die *Spättypen mit rund 40 %* die in der deutschen Bevölkerung häufigsten Chronotypen. Deutschland ist also ein *Volk von Eulen (40 %) und Normaltypen (30 %)*. Bei den insgesamt 30 % Lerchen handelt es sich überwiegend um einen leichten Frühtyp.

Ob jemand Lerche oder Eule ist, lässt sich an der *Körperkerntemperatur* ablesen: Der tiefste Punkt, an dem der Mensch eigentlich unbedingt schlafen muss, liegt – wie bereits in Abschn. 2.3.2 dargestellt – im Durchschnitt gegen drei Uhr morgens. Bei moderaten Eulen kann er wesentlich früher, beispielsweise schon gegen 01:30 Uhr liegen, bei moderaten Abendmenschen dagegen erst nach 5 oder 6 Uhr morgens (Tab. 4.2). Dies erklärt, warum sich die Schlafenszeiten zwischen den individuellen Chronotypen so stark unterscheiden können.

Die Lerchen haben eine verkürzte Tageslänge; sie sind abends früh müde, gehen gerne früh ins Bett, sind aber morgens frisch und ausgeruht. Ihr Rhythmus ist relativ fest, d. h. sie wachen auch im Urlaub morgens früh auf. Eulen haben dagegen einen längeren inneren Tag. Deshalb sind sie am Abend aktiver und werden erst später müde. Sie sind sog. Morgenmuffel, wollen morgens am liebsten nicht angesprochen werden und können nur wenig frühstücken. Am Nachmittag und am Abend sind sie am fittesten, sowohl körperlich wie auch geistig. Da die gängigen Arbeits- und Schulzeiten für *Eulen* viel zu früh liegen, sammeln sie *unter der Woche ein Schlafdefizit* an. Spättypen haben gegenüber den Frühtypen aber den Vorteil, dass ihr zirkadianer Rhythmus variabler ist. Deshalb können sie an freien Tagen lange schlafen und somit zumindest der Erschöpfung begegnen. Trotzdem ist festzuhalten, dass ca. 20 % der Bevölkerung (ab moderater Spättyp), d. h. mindestens *jeder 5. unter der Arbeitswoche entschieden zu wenig Schlaf erhält.*

Rund zwei Drittel der Deutschen sind „Normaltypen" bzw. leichte Früh- oder Spättypen, deren bevorzugte Zubettgehzeit sich ebenfalls nur schwer mit den vorgegebenen Arbeits- und Schulzeiten vereinbaren läßt, so dass auch diese Gruppe während der Arbeits- und Schulwoche *eigentlich zu wenig Schlaf bekommt.* Der Druck früh aufstehen zu müssen, verführt dann jedoch dazu früher ins Bett zu gehen, als dem Chronotyp entsprechen würde. Dies bedeutet dann aber häufig, nicht einschlafen zu können. Dadurch baut sich Stress auf, auch weil man am nächsten Tag nicht fit sein könnte. Damit konditioniert sich eine – sonst grundlose – Schlafstörung. Aber guter Rat ist hier teuer. Das Problem lässt sich wahrscheinlich nur durch angepasste Arbeits- und Schulzeiten lösen. Unsere heutige Arbeitswelt scheint jedoch überwiegend von Lerchen geprägt zu sein bzw. gesteuert zu werden. Während der Coronapandemie hat sich angedeutet, dass durch die Arbeit im Homeoffice Arbeitszeiten und Lernzeiten der Schüler mehr an den individuellen Rhythmus angepasst werden konnten. Es wäre günstig, diesen Rhythmus beizubehalten.

Der Chronotyp ist genetisch festgelegt und er bleibt das Leben über weitgehend erhalten. *Eine Lerche kann nicht zu einer Eule werden und umgekehrt!*

Säuglinge müssen ihren Chronotyp erst noch richtig ausprägen. Sämtliche Rhythmen bewegen sich zunächst in Spannen von drei bis vier Stunden (ultradian). Eltern versuchen manchmal, den *Rhythmus der Neugeborenen* zu ändern, um ihn ein wenig dem eigenen Leben anzupassen. Dies ist auch möglich, aber nur innerhalb enger, ultradianer Grenzen. Der Schlafforscher Prof. Zulley (2005) kommt aber zu dem Schluss, dass es besser ist, wenn die Babys ihren eigenen Rhythmus leben. Sie sind dann wohl ruhiger und schreien weniger. Außerdem würde man ihnen damit erleichtern, ihre normale zirkadiane Rhythmik zu entwickeln.

Es dauert ca. fünf Jahre, bis der Chronotyp vollständig ausgeprägt ist. Jugendliche mutieren während des hormonellen Einflusses in der *Pubertät*, heute also ca. ab dem 13. Lebensjahr, in dem Jungen in den Stimmbruch kommen und Mädchen die erste Menstruation haben (Brix et al. 2018), *vorübergehend hin zu Spättypen.* Nach der Pubertät „entwickeln" sich die jungen Leute zum vererbten Chronotyp zurück.

Somit ist der Chronotyp zwar angeboren, es dauert aber einige Jahre, bis er voll ausgeprägt ist. Unter hormonellem Einfluss kann er sich auch vorübergehend in seiner Charakteristik verringern bzw. überlagert werden. Im höheren Alter oder durch Erkrankungen ist es möglich, dass die Steuerung durch das zirkadiane System schwächer wird. Bei Senioren kann dann eine leichte Verschiebung in Richtung Lerche beobachtet werden.

4.1.4 Exogene (äußere) Zeitgeber

Zusätzlich zum vererbten Muster wirken die sog. „äußeren Zeitgeber", d. h. Umwelteinflüsse ein und modifizieren unseren genetisch geprägten Rhythmus.

Dabei ist *helles Tageslicht der allerwichtigste äußere Zeitgeber!* Der Grund für den großen Einfluss des Lichtes ist, dass der Mensch überwiegend durch das Sehen gelenkt wird. Mehr als ein Drittel des Gehirns befasst sich mit der Verarbeitung visueller Informationen, während für die Informationen aus den anderen Sinnen wie Hören, Riechen, Fühlen oder Schmecken sowie für Sprache oder Bewegung weit weniger Energie aufgewendet wird (Walker 2018).

Wie wirkt sich nun das Tageslicht aus? Durch die Erddrehung und den Stand der Sonne entsteht der 24 Stunden-Tag mit Helligkeit und Dunkelheit. Bei der Wirkung des Tageslichtes als Zeitgeber ist nur die Lichtintensität (Helligkeit) ausschlaggebend. Sie wird in Lux gemessen (Tab. 4.3).

Ab einer *Lichtintensität von über 2500 Lux* (entspricht in etwa der Helligkeit an einem trüben Wintertag im Freien) wirkt das Tageslicht auf die innere Uhr und die *Produktion des Hormons Melatonin (Abschn. 2.3.2) wird vollkommen unterdrückt.*

Melatonin ist das wichtigste Hormon für den zirkadianen Rhythmus, also für Wachen und Schlafen. Es wird in Dunkelheit vom Körper produziert und ausgeschüttet – deshalb brauchen wir eigentlich Dunkelheit um schlafen zu können.

Wenn es jedoch im Winter morgens und untertags nicht richtig hell wird oder man in einem abgedunkelten Raum bleibt, wenn also helles Tageslicht fehlt, wird weiterhin Melatonin produziert und der Mensch bleibt auch tagsüber müde. Die innere Uhr gerät durcheinander, was wiederum zu nächtlichen Schlafstörungen führt. Auch seelische Verstimmungen bzw. depressive

Tab. 4.3 Beispiele für Luxwerte in verschiedenen Outdoor- und Indoor-Situationen

Beispiele für Lichtintensitäten	
Normale Innenraumbeleuchtung	50–500 Lux
Arbeitsplatz in dunklem Raumteil	50
Bildschirm Laptop	100
Arbeitsplatz im Raum mit Leselampe	900
Blick aus dem Fenster, bewölkter Tag	2200
Loggia, bewölkter Tag	6500
Loggia, sonniger Tag	35.000
Sonniger Wintertag über Schneefeld	10.000
Klarer Sonnentag Hochgebirge über Schnee	100.000

Symptome wie bei der sogenannten Winter-Depression können so entstehen. Deshalb ist es für einen aktiven Tagesverlauf und guten Schlaf in der Nacht wichtig, *sich dem hellen Tageslicht auszusetzen* (Abschn. 5.1)!

Auch künstliches Licht kann als Zeitgeber eingesetzt werden. Weitere exogene Zeitgeber sind u. a. Mahlzeiten, Arbeits- und Schulzeiten, Informationstechnologie und soziale Einflüsse. Auch regelmäßige körperliche Bewegung wie Sportprogramme, Besuche im Fitnessstudio oder auch nur die abendliche Runde um den Wohnblock können Zeitgeberfunktion haben.

4.1.5 Synchronisation

Im Körper muss eine Abstimmung zwischen der genetischen Prägung und dem wichtigsten äußeren Zeitgeber, dem Einfluss des Tageslichtes (hell – dunkel) stattfinden. Dies übernimmt der Suprachiasmatische Nucleus *(SCN)*. Er ist so klein wie ein Reiskorn und befindet sich im Gehirn des Menschen im Hypothalamus.

Die Abstimmung erfolgt folgendermaßen: *Tageslicht fällt in die Augen ein* und wird durch Lichtrezeptoren in der Netzhaut erfasst. Dafür sind nicht die für Hell-Dunkel-Sehen und Farbsehen verantwortlichen Stäbchen und Zapfen zuständig, sondern spezielle blauempfindliche Lichtrezeptoren, die sogenannten Melanopsin enthaltenden, photosensitiven Ganglienzellen. Die Information über die Lichtintensität wird von dort über Nervenbahnen *an den Suprachiasmatischen Nucleus weitergeleitet*. Dieser gibt eine Information an die *Zirbeldrüse* weiter, die wiederum Melatonin freisetzt oder dessen Ausschüttung beendet (Abb. 4.1).

Der SCN steuert somit die tagesrhythmische Ausschüttung des Melatonins und synchronisiert die Rhythmen der einzelnen Körperzellen auf den 24-Stunden-Tag (Wirz-Justice und Cajochem 2011)! Er ist der Haupttaktgeber des Schlaf-Wach- Rhythmus, die *Abstimmungszentrale*. Der SCN ist die *tatsächliche innere Uhr*.

Der Wissenschaftler Andre Klarsfeld und seine Mitarbeiter (Klarsfeld et al. 2018) haben ein wunderbares Bild der inneren Uhr entworfen: Sie sprechen von einem ganzen *zirkadianen Orchester*, das aus einer Vielzahl von „Uhren-Genen" in den einzelnen Körperzellen besteht. Der Dirigent des Orchesters ist der Suprachiasmatische Nucleus, der unter dem Einfluss der externen Zeitgeber, vor allem von Tageslicht bzw. Dunkelheit, seine Einsätze gibt.

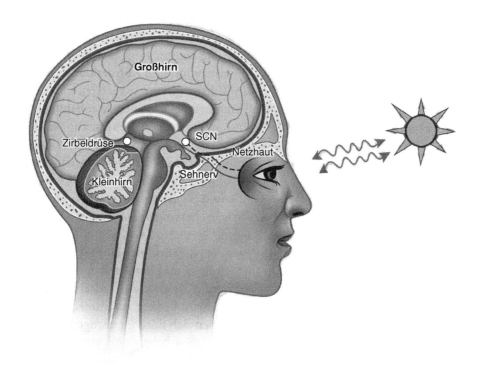

Abb. 4.1 Ablauf der Wirkung des Tageslichtes auf den Suprachiasmatischen Nucleus (SCN). Tageslicht, das auf die Netzhaut trifft. Sehnerv, SCN und Zirbeldrüse. Adaptiert nach (Wirz-Justice und Cajochem 2011).

4.1.6 Der zirkadiane Rhythmus

Der zirkadiane Rhythmus, ist das Ergebnis der Abstimmung zwischen genetischer Prägung und den äußeren Zeitgebern und bestimmt unseren 24-Stunden-Takt. Er betrifft den ganzen Körper und damit fast alle physiologischen Vorgänge und Funktionen, insbesondere aber Wachen und Schlafen.

Die Körperkerntemperatur ist die *Leitgröße des zirkadianen Rhythmus.* Sie ist der wichtigste Repräsentant der inneren Rhythmen. Sie hat einen Tagesrhythmus (vgl. Abb. 2.3) und schwingt im Lauf von 24 Stunden von ihrem höchsten Wert am späten Nachmittag zum tiefsten Punkt nachts.

Der Tiefpunkt

Nachts bzw. am frühen Morgen zwischen drei und vier Uhr, zur Zeit des tiefsten Wertes der Körperkerntemperatur, „funktioniert" alles am schlechtesten: Die Stimmung ist am Boden, jeder hat nun seine persönliche kleine „Depression". Dies liegt daran, dass jetzt der Spiegel des Schlafhormons Melatonin, das müde macht und für gedrückte Stimmung sorgt, am höchsten ist. Die körperliche Leistungsfähigkeit, Konzentration und Aufmerksamkeit sind während dieser Zeit am geringsten, die Wahrnehmung ist verzerrt.

So passieren die meisten tödlichen Verkehrsunfälle auf den Autobahnen, die auf Sekundenschlaf zurückzuführen sind, in den frühen Morgenstunden. Ca. 45 % der Autofahrer, die nachts unterwegs sind, sind übermüdet (Weeß 2018). Das Einschlafen am Steuer kommt durch das Schlafdefizit, das beruflich oder sozial bedingt ist, zustande. Einen großen Anteil daran haben LKW-Fahrer, aber auch Urlaubsreisende und Schichtarbeiter. Über 40 % der Unfälle in der Nacht sollen *durch Schläfrigkeit* hervorgerufen werden. Auch die meisten Unfälle bzw. Unglücke, die auf *„menschliches Versagen"* zurückzuführen sind, passieren nachts, häufig zwischen drei und vier Uhr morgens. Das Atomkraftwerk Tschernobyl ist nachts entgleist und konnte von den diensthabenden Ingenieuren nicht mehr beherrscht werden. Am bekanntesten ist der Untergang der Titanic, die nachts mit einem Eisberg zusammenstieß und ca. zwei Stunden später gesunken ist. Es ließen sich noch eine lange Reihe von Katastrophen, die nachts ihren Lauf genommen haben und von den übermüdeten Menschen nicht mehr aufzuhalten waren, aufzählen.

In dieser Zeit, vor allem aber in der *nachfolgenden Aufheizphase* des Körpers können auch körperliche Probleme auftreten, denn nach der letzten Tiefschlafphase wird Kortisol ausgeschüttet. Dieses Hormon bewirkt eine Anregung des sympathischen Nervensystems, das auf Aktivität ausgerichtet ist und lenkt den Körper schon langsam in Richtung Aufwachen hin. Dadurch steigt u. a. die Herzarbeit an. Dies bedeutet eine körperliche Belastung, vor allem des Herzens und des Gefäßsystems, insbesondere von vorgeschädigten oder kranken Menschen. In diesen frühen Morgenstunden geschehen deshalb auch häufiger als tagsüber akute Herzinfarkte oder Schlaganfälle. Der frühe Morgen ist auch für Asthmaanfälle prädestiniert.

Weitere Tagesrhythmen

Wie in Tab. 4.1 zu sehen ist, sind fast alle Vorgänge im menschlichen Körper der zirkadianen Rhythmik unterworfen. So schwingen Hautdurchblutung, Herzfrequenz, Blutdruck und zahlreiche weitere medizinische Parameter parallel zur Körperkerntemperatur (vgl. Abb. 2.3) im Laufe von 24 Stunden. Sie alle weisen ein Maximum am späteren Nachmittag und ein *Minimum nachts gegen drei Uhr* auf. Um diese Uhrzeit sind auch die psychische Stimmung, der Antrieb und die Nervosität auf ihrem Tiefpunkt angekommen (Abb. 4.2).

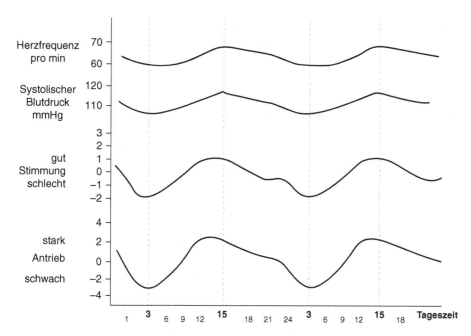

Abb. 4.2 Tagesverlauf von Herzfrequenz, systolischem Blutdruck, Stimmung und Antrieb. Für mittleren Chronotyp (Normaltyp) mit Tiefpunkt gegen drei Uhr nachts. Adaptiert nach Hildebrandt et al. (1988)

Auch Konzentration und die *körperliche und geistige Leistungsfähigkeit* verändern sich parallel zur Körperkerntemperatur.

Ein weiteres Beispiel dafür, wie alles im Körper zum Teil auch zeitversetzt mitschwingt, sind Nervenschmerzen und Schmerzen, die von Entzündungen hervorgerufen werden. Jeder weiß, dass Zahnschmerzen gerne nachts beginnen und nachts viel stärker als am Tag sind (Zulley 2005). Und schließlich ist die Wirkung von Alkohol untertags viel stärker als abends, weil das Alkohol abbauende Enzym Alkoholdehydrogenase (ADH) erst in den Abendstunden aktiviert wird. Dies sind nur wenige Beispiele für zirkadiane Rhythmen, die den Menschen prägen.

4.1.7 Tagesrhythmik und Schlafdruck

Der Körper baut tagsüber beim Wachsein einen sog. Schlafdruck auf, dem er dann am Abend nachgeben muss – der Mensch wird müde. Durch das Schlafen wird der Schlafdruck wieder abgebaut. Je höher der Schlafdruck ist, desto länger dauert der Tiefschlaf des ersten Schlafzyklus (Maire 2015).

Dieser Vorgang wird durch das sog. *Zwei-Prozess-Modell* hervorragend theoretisch dargestellt (Borbely 1988): Der Schlafdruck wird über den Tag hinweg durch die Ausschüttung von einem müde machenden Neurotransmitter, dem Adenosin gebildet. Es häuft sich im Tagesverlauf allmählich im Körper an und wenn genügend davon vorhanden ist, wird der Mensch müde. Der Schlafdruck ist dann so hoch, dass wir einschlafen. Gleichzeitig wird abends durch das nachlassende Tageslicht Melatonin produziert und die Körperkerntemperatur verringert. Während des Schlafes wird das Adenosin abgebaut, der zirkadiane Rhythmus lässt die Körperkerntemperatur wieder ansteigen, Kortisol wird ausgeschüttet und das Aufwachen kann langsam beginnen.

Somit bestimmen *zwei physiologische Vorgänge* unseren Schlaf-Wach-Rhythmus:

- Der zirkadiane Rhythmus, der durch unsere innere Uhr gesteuert wird und
- der Schlafdruck, der sich am Tag aufbaut und während des Schlafes abgebaut wird

Beide Mechanismen *laufen normalerweise parallel* ab. Doch wir wissen, dass wir nach einer oder mehreren durchgemachten Nächten auch am Tag einschlafen können. Dann sind die beiden Steuerungsvorgänge unseres Schlaf-Wach-Rhythmus entkoppelt und der Schlafdruck wirkt alleine, trotz der abweichenden Vorgabe durch den zirkadianen Rhythmus (Walker 2018). Wenn der Mensch also übermüdet ist und sich ein hoher Schlafdruck aufgebaut hat, kann er sogar am Tag einschlafen, obwohl der zirkadiane Rhythmus dann dem Körper eigentlich vorgibt, wach zu sein.

4.1.8 Störungen der zirkadianen Rhythmik: Beispiele für Ent-Rhythmisierung

Ent-Rhythmisierung bedeutet, dass die vorgegebene innere Uhr durcheinander gebracht wird. Der zirkadiane Rhythmus des 24-Stunden-Tages, der Schlaf-Wach-Rhythmus und damit der Schlaf insgesamt können nicht mehr in den gewohnten Bahnen ablaufen und die rhythmischen Funktionen (vgl. Tab. 4.1) werden gestört.

Sehr viele Faktoren unseres heutigen Lebens beeinflussen bzw. stören unsere Rhythmik. Die schlimmsten *Störfaktoren* bzw. Risikofaktoren sind neben der ständigen Erreichbarkeit z. B. durch die Informationstechnologie, der Mangel an Tageslicht, die „normalen" vorgegebenen Arbeitszeiten und die Abstimmung mit der sozialen Umwelt, unregelmäßige Essenszeiten und ausgeprägtes Nachtleben. Auch die Sommerzeit oder Langstreckenflüge mit

Zeitzonenverschiebung, seien sie für die Urlaubsreise vorgenommen oder dienstlich notwendig, verursachen deutliche Störungen in der zirkadianen Rhythmik mit den daraus resultierenden körperlichen und psychischen Belastungen. Schichtarbeit stellt den größten Verursacher einer Ent-Rhythmisierung dar.

Eines der ersten Symptome für die durch unseren Lebensstil hervorgerufene Ent-Rhythmisierung *sind immer Schlafstörungen!*

Mangel an Tageslicht

Um richtig zu funktionieren braucht die innere Uhr helles Tageslicht. Die meisten Menschen arbeiten jedoch indoor und halten sich mehr denn je in Räumen auf, sie gehen in der Freizeit weniger ins Freie und sitzen stattdessen vor dem Computer. Dies führt dazu, dass sie *tagsüber eine zu geringe Lichtmenge* erhalten. Dadurch gerät die innere Uhr durcheinander. Sie rutscht nach hinten (vgl. Andechser Studien, Abschn. 4.1.3), d. h. der Rhythmus verlängert sich. Deshalb wird der Mensch später müde, die Zubettgehzeit verschiebt sich nach hinten und dadurch wird die verbleibende Schlafdauer zu kurz.

Vorgegebene Arbeitszeiten/Soziale Umwelt

Die Tatsache, dass Arbeitnehmer oder beispielsweise Eltern, die Kinder in die Schule bringen und sich mit der sozialen Umwelt arrangieren müssen, führt zu einer zum Teil drastischen Entfernung des zirkadianen Rhythmus von der durch die innere Uhr vorgegebenen Zeit.

Diese Störungen der inneren Uhr hat der Münchener Chronobiologe Till Roenneberg als „*Social Jet-Lag*" bezeichnet. Hauptproblem sind das frühe Aufwachen und Aufstehen und die entsprechend kurze Schlafenszeit in der Arbeitswoche (Roenneberg 2019) sowie generell unser Lebensstil. Der soziale Jet-Lag hat in den letzten Jahren massiv zugenommen und ist mit vermehrtem Rauchen, Alkoholmissbrauch, übermäßigem Koffeingenuss sowie Schlafstörungen, Übergewicht und zahlreichen weiteren Symptomen verbunden.

Nachdem Arbeitnehmer nur in den seltensten Fällen die Chance auf einen kurzen Mittagsschlaf haben, stellt das *Ausschlafen am Wochenende* eine wesentliche Möglichkeit dar, das Schlafdefizit zumindest ein wenig auszugleichen und für Erholung zu sorgen. Till Roenneberg und Mitarbeiter (Roenneberg et al. 2019) plädieren deshalb dafür, dass die Menschen am Wochenende länger im Bett bleiben, obwohl es natürlich aus mehreren chronobiologischen Gesichtspunkten heraus günstig wäre, immer zu gleichen Zeit aufzustehen und schlafen zu gehen. Den Schlafmangel auszugleichen, wiegt in diesem Fall aber stärker!

Unregelmäßige Essenszeiten

Regelmäßige Essenszeiten sind neben dem Tageslicht einer der wichtigsten exogenen Zeitgeber. Deshalb sind Änderungen bzw. Unregelmäßigkeiten beim Essen für die Ent-Rhythmisierung ebenfalls von großer Bedeutung. Wenn eine strenge Regelmäßigkeit bei den Mahlzeiten eingehalten wird, kann der Schlaf verbessert werden. Es ist beispielsweise bekannt, dass Personen mit einem nachorientierten Lifestyle, der durch unregelmäßiges und spätes Abendessen charakterisiert ist, Änderungen im Blutzuckergehalt und nachts niedrige Melatonin- und Leptinlevel aufweisen. Wenn zu wenig Melatonin ausgeschüttet wird, zieht dies Schlafstörungen nach sich. Zu geringe Leptinlevel tragen mit dazu bei, dass Menschen mit Schlafstörungen an Gewicht zunehmen.

Es besteht große Evidenz für einen Zusammenhang von chronobiologischen Aspekten bzw. Schlafdefiziten und Übergewicht, wie bereits vorne beschrieben. Außerdem führen wohl die hormonellen und metabolischen Auswirkungen von einer zu geringen Schlafdauer *auch tagsüber zu gesteigertem Hungergefühl* und erhöhter Energieaufnahme. Schlafmangel ist zudem mit Müdigkeit und reduzierter körperlicher Aktivität verbunden, was wiederum die Gewichtszunahme fördern kann (Übersicht in Robert-Koch-Institut 2020).

Deshalb birgt eine Ausrichtung des Lebensstils, ggf. aber auch eine Lebensstiländerung hin zum richtigen zirkadianen Rhythmus, hinsichtlich der Nahrungsaufnahme große Chancen in der Vermeidung und Behandlung von Übergewicht und Metabolischem Syndrom! Was Sie dafür tun können, wird in Kap. 5 beschrieben.

Sommerzeit

Die Zeitumstellung zur Sommerzeit, die 1980 zum wiederholten Male bei uns eingeführt wurde, macht dem Menschen zu schaffen, denn die zirkadiane Rhythmik stellt sich nur langsam darauf ein. Die Sommerzeit kostet einem Großteil der Bevölkerung über sieben Monate hinweg wertvolle Schlafenszeit (Spork 2014)!

Die Umstellung zur Sommerzeit Ende März ist deutlich schwerer zu verkraften als die Rückstellung Ende Oktober hin zur Winterzeit. Diese ist viel unproblematischer, da wir eine Stunde „geschenkt" bekommen und der Körper in die *Phasenverlängerung* geht. Dies fällt ihm leicht, da – wie wir aus den Andechser Bunkerversuchen (vgl. Abschn. 4.1.3) gelernt haben – die menschlichen Gene einen Tag mit durchschnittlich 25 Stunden oder länger vorgeben. Nur aufgrund des Einflusses der exogenen Zeitgeber, insbesondere des Lichts, haben wir uns auf den 24-Stunden-Tag synchronisiert.

Wenn nun die Uhr bei der Umstellung in die Sommerzeit eine Stunde vorgestellt wird, wird uns eine Stunde Zeit abgenommen und der Körper muss eine Verkürzung des zirkadianen Rhythmus und des inneren Tages, eine *Phasenvorverlagerung* vornehmen. Dies fällt ihm aber schwer, da alles nach früher verschoben ist: Aufstehen, Arbeiten, Essen und Zubettgehen. Viele Menschen leiden in der Zeit unter verschiedenen Symptomen wie Müdigkeit, Kopfschmerzen und Schlafstörungen. Es wurde auch belegt, dass Arztbesuche und Arbeitsunfälle zunehmen. Der Montag nach der Umstellung zur Sommerzeit ist der Tag mit den meisten Verkehrsunfällen, die um 8 % zunehmen. Auch die Zahl der Krankenhauseinweisungen aufgrund des Verdachtes auf einen Herzinfarkt steigt an diesem Tag um 10 % (Weeß 2016).

Es *dauert meist mehrere Tage*, bis die erste Anpassung des Schlafes aufgrund des inzwischen aufgebauten Schlafdrucks einigermaßen erfolgt ist. Die tatsächliche Umstellung kann jedoch Wochen dauern, eventuell sogar bis zur Rückstellung gar nicht erfolgt sein. Insgesamt sind die *meisten Menschen chronisch „unausgeschlafen"*. Dies wurde am Frühlingsanfang zwischen 12. und 16. Woche auch nachgewiesen (Roenneberg 2019).

Es ist bekannt, dass die Zeitumstellung ihr Ziel, nämlich die Einsparung von Energie verfehlt hat. Nachdem sich 2018 die Bevölkerung im Zuge einer europaweiten online-Befragung zur Zeitumstellung gegen den Wechsel zwischen Sommer- und Winterzeit entschieden hat, geht es nun darum, welche Zeit zukünftig beibehalten werden soll. Aus chronobiologischer Sicht muss dabei unbedingt für die *Abschaffung der Sommerzeit* plädiert werden, denn sie kostet Schlaf! Sehr viele Menschen schätzen zwar, dass es abends lange hell ist, was ein Freizeitleben im Freien nach der Arbeit ermöglicht. Dies bedeutet aber, dass sie deshalb deutlich später ins Bett gehen und trotzdem früh aufstehen müssen. Deshalb ist die tatsächliche Schlafenszeit verkürzt und man verpasst gegebenenfalls auch noch zumindest die erste Tiefschlafphase. Dies betrifft Eulen (Frühtypen), die viel zu spät ins Bett kommen und sich noch schlechter anpassen können, ganz besonders. Aber auch Lerchen (Spättypen), denen das spätere Schlafen zunächst nicht so viel ausmacht, müssen morgens eigentlich viel zu früh aufstehen. Außerdem sollte in der Diskussion nicht übersehen werden, dass es während einer permanenten „Sommerzeit" im Winter morgens noch lange dunkel ist, während es abends früh dunkel wird. Auf diese Weise kann es sein, dass der Berufstätige morgens im Dunkeln ins Büro geht, dort den ganzen Tag drinnen ist und es bei Arbeitsende bereits wieder dunkel ist. Till Roenneberg und seine Arbeitsgruppe (Roenneberg et al. 2019) stellten dazu am Beispiel von Berlin fest, dass dort die Arbeitnehmer und Schüler an 50 % mehr Tagen im Dunkeln aus dem Haus gehen müssten. Dadurch würden die Menschen im Winter zusätzlich zu der ohnehin zu dieser

Jahreszeit verringerten Lichtintensität viel zu wenig Tageslicht abbekommen, was eine Ent-Rhythmisierung fördert. Vor allem fehlt das aktivierende blaue Morgenlicht. Dies ist wiederum gerade für Spättypen ein besonderes Problem.

Zudem ist die *Winterzeit unsere eigentliche Zeit.* Sie hat uns während der Evolution geprägt und der Mensch ist darauf eingestellt. Die mit diesem Thema befassten Wissenschaftler plädieren eindeutig für die Beibehaltung der Winterzeit, der europäischen Normalzeit (Gelitz 2021).

Langstreckenflüge

Bei Langstreckenflügen entlang der Breitenkreise kommt die innere Uhr aus dem Takt (Jet-Lag-Syndrom): Die Erdkugel hat 24 Zeitzonen, die entsprechend der Längengrade eingeteilt sind. Das Tageslicht wandert aufgrund der Erdrotation in Ost-West-Richtung, pro Stunde wird dabei eine Zeitzone (15 Meridiane á 4 Minuten) durchlaufen. Beim *Flug nach Osten* fliegen wir der Zeit entgegen und der Tag verkürzt sich. Deshalb muss die innere Uhr um den durchquerten Zeitzonenbetrag nach vorne verstellt werden. Hierbei handelt es sich um eine Phasenvorverlagerung. Beim *Flug nach Westen* verlängert sich dagegen der Tag und die innere Uhr muss nach hinten verstellt werden, was eine Phasenverzögerung bedeutet.

Wenn man sich nun fragt, welche Flugrichtung besser vertragen wird, dann ist dies eindeutig der *Flug nach Westen,* denn die *Phasenverzögerung entspricht unserem genetisch geprägten 25-Stunden-Tag* (Andechser Bunkerversuche, Abschn. 4.1.3). *Insbesondere Spättypen,* deren Rhythmus noch länger ist, sind vom Westflug am wenigsten belastet. Der Ostflug wird dagegen deutlich schlechter vertragen, weil er eine Verkürzung des Tages darstellt. Auch die erste Anpassung am Zielort dauert deutlich länger. Eulen tun sich dabei leichter, weil sie variabler in ihrem Rhythmus sind, während der Schlaf-Wach-Rhythmus bei Lerchen starrer ist.

Grundsätzlich ist es noch weitgehend ungeklärt, wie lange die *Umstellung in eine andere Zeitzone dauert* und ob sie komplett überhaupt möglich ist. Die Anpassung hängt mit Sicherheit von der zeitlichen Abweichung von der heimatlichen Zeitzone ab. Nach heutigem Wissensstand wird davon ausgegangen, dass sich der Schlaf-Wach-Rhythmus je nach Anzahl der Zeitzonen schon nach wenigen Tagen einigermaßen anpassen kann. Wesentlich ist dabei allerdings, dass ein deutlicher Schlafdruck erzeugt wird. Die Neu-Justierung der Kortisolausschüttung und Körperkerntemperatur braucht dagegen *deutlich länger,* wenn überhaupt eine Umstellungerfolgt.

Zur schnelleren Anpassung am Zielort wird empfohlen, sich nach Ankunft aktiv zu verhalten und sich Helligkeit, am besten *dem hellen Tageslicht auszusetzen.* Dabei ist zu beachten, dass die Augen bei Sonnenschein am Zielort ggf. vor UV-Strahlung geschützt werden sollten, jedoch eine Sonnenbrille mit dunklen Gläsern zu viel Helligkeit absorbiert. Deshalb werden helle (blaue) Gläser mit 100 % UV-Schutz empfohlen. Am Abend hilft am Zielort dunkles, gedämpftes Licht und eine den Schlaf wenig störende Ernährung (vgl. Abschn. 5.2.1).

Wichtig ist jedoch auf alle Fälle, ein Schlafbedürfnis für die kommende Nacht zu erzeugen. Die beste Möglichkeit ist jedoch immer, *dem Körper Zeit zu geben*, sich langsam an den neuen oder wiedergewonnenen zirkadianen Rhythmus zu gewöhnen, egal ob im Urlaub oder wieder zuhause. Deshalb ist es günstig, möglichst lange am Zielort zu bleiben, für den Urlaub werden mindestens drei Wochen empfohlen. Bei Rückkehr nach Hause, insbesondere wenn der Rückflug von einem westlich gelegenen Ort in östliche Richtung erfolgte, ist es sinnvoll noch einige Tage Urlaub zuhause anzuhängen.

Eine Möglichkeit für kurze, beispielsweise dienstliche Fernreisen ist es, am Zielort nur wenige Tage zu bleiben. Wenn man sich dort in das normale Leben einfügt und entsprechend schlecht bzw. wenig schläft, entwickelt sich zwar ein deutliches Schlafdefizit, aber der Körper kommt dann nicht richtig dazu, zu entrhythmisieren und beginnt gar nicht erst sich umzustellen. Mit Rückkehr nach hause ist dann der *Schlafdruck* (Abschn. 4.1.7) *so erheblich*, dass der Schlaf kommt. Dann gilt es richtig auszuschlafen und zusätzlich in den nächsten Tagen jeweils einen Mittagsschlaf einzulegen.

Auch Lichttherapie mit hellem Licht in den Morgenstunden ist angebracht. *Am besten ist Tageslicht*, aber auch weiße LEDs, die immer einen hohen Blauanteil haben (vgl. Abschn. 5.1) können genutzt werden. *Abends braucht es zum Müdewerden gedämpftes Licht.*

Bei häufigeren Zeitzonenwechseln *bleibt der Schlaf-Wach-Rhythmus jedoch dann auch zu Hause gestört* und es kommt zu den bekannten Folgen einer Ent-Rhythmisierung, die sich zunächst in Schlafstörungen und Verstimmungen manifestieren und längerfristig zu Störungen im Magen-Darm-Trakt, Stoffwechsel, Herz-Kreislaufsystem und zu Erkrankungen führen. Das Beste ist die Vermeidung von häufigen Langstreckenflügen bzw. das Einplanen von größeren Zeitabständen. Von einigen Autoren wird auch die Einnahme von Melatonin zur Synchronisation empfohlen, da es bei Jet-Lag wohl wirksam sein kann (Walker 2018).

Schichtarbeit

Schichtarbeit ist ein Problem unserer Gesellschaft, kann aber nicht immer vermieden werden. Trotz aller gesundheitlichen Nachteile für die Beschäftigten gelten wechselnde Arbeitsschichten heute aus wirtschaftlichen, technologischen und versorgungstechnischen Gründen in vielen Arbeitsbereichen unvermeidbar. Man denke dabei nur an medizinisches Personal und Pflegekräfte u. a. in Krankenhäusern und Pflegeeinrichtungen, Notärzte und Menschen, die in weiteren sog. systemrelevanten Berufen arbeiten, wie Energie- und Wasserversorgung, Verkehr, Polizei oder Feuerwehr. Auch pflegende Angehörige gehören zu den Schichtarbeitern. Arbeit außerhalb der Zeit zwischen sieben und 19 Uhr, betrifft derzeit circa ein Fünftel der Beschäftigten in Deutschland. Sie arbeiten zum Beispiel in festen Früh-, Spät- und Nachtschichten oder in Wechselschicht. Letztere ist in der Industrie am weitesten verbreitet und enthält insbesondere Nachtarbeitsanteile. Fast zwei Drittel der Beschäftigten in Wechselschicht mit Nachtschicht sind Männer (Wöhrmann et al. 2016).

Die oben beschriebene Problematik der Ent-Rhythmisierung ist bei Schichtarbeitern besonders ausgeprägt, da sie zusätzlich gegen die äußeren Bedingungen leben müssen: Externe Zeitgeber und Stimuli bleiben unverändert, aber *Arbeit und Schlaf müssen zeitverschoben ablaufen.* Abgesehen davon, dass Nacht- und Schichtarbeit das Sozial- und Familienleben massiv belasten und eine verminderte Lebensqualität zur Folge haben kann, läuft insbesondere die Nachtschicht dem natürlichen Schlaf-Wach-Rhythmus entgegen. Der Mensch ist tagaktiv. Wer nachts arbeitet, lebt gegen seine innere Uhr und gegen den natürlichen Hell-Dunkel-Rhythmus, den wichtigsten äußeren Zeitgeber Tageslicht. In der Nacht sind viele Körperfunktionen auf Sparmodus geschaltet und die Umwelt zeigt „Nacht" an. Menschen, die nachts arbeiten, müssen sich künstlich wachhalten, was vielen nur unzureichend gelingt. Umgekehrt muss am Tag der Schlaf, der Tagschlaf herbeigezwungen werden, obwohl der Körper auf Wachheit und Aktivität eingestellt ist und die Umwelt „Tag" signalisiert. Vom Organismus werden also sowohl Leistung als auch Regeneration *zum jeweils falschen Zeitpunkt gefordert.* Auch wenn ein entsprechender Schlafdruck durch die Nachtarbeit aufgebaut wurde, ist die *Qualität des Schlafs am Tag nicht vergleichbar mit der des Nachtschlafs.* Der Schlaf am Tag ist störanfälliger, von kürzerer Dauer und erreicht nicht die Tiefe des nächtlichen Schlafs (Blaeser-Kiel 2006). Auch wird er häufiger unterbrochen. Ursache für die schlechtere Schlafqualität und -dauer des Tagschlafs ist zum einen die offensichtliche Unfähigkeit des zirkadianen Systems sich umzustellen. Zum anderen sind äußere Einflüsse aufgrund des „normalen" Weiterlaufens des sozialen Lebens vorhanden.

Ein ruhiges, dunkles Schlafzimmer am Tag, Rituale, regelmäßige Essenszeiten und das Tragen einer dunklen Sonnenbrille auf dem Heimweg bei Tageslicht können unterstützend wirken.

Die *Verträglichkeit* von Wechsel- und speziell Nachtschichtarbeit scheint allerdings individuell unterschiedlich zu sein. Generell nimmt diese Fähigkeit mit zunehmendem Alter ab. Spättypen und Jüngere sind für Schichtarbeit eher geeignet. Eulen, die erst spät wach werden und die Nacht zum Tag machen können, sind im Spät- oder Nachtdienst leistungsfähiger als früh um 6:00 Uhr zur Morgenschicht. Der Frühtyp (Lerchen) steht dagegen früh auf, hat aber das Ende seiner Leistungskurve spätestens am frühen Abend erreicht und ist demzufolge ungeeignet für Spät- und Nachtschichten. Morgenmenschen gelten darüber hinaus in ihren zeitlichen Strukturen stärker festgelegt als Abendmenschen, die diesbezüglich flexibler sind. Auch permanente Nachtarbeiter leiden unter andauerndem Schlafentzug. Da das zirkadiane System nicht so flexibel ist und sich mit zunehmendem Alter abschwächt, ist generell von Schichtarbeit für Lerchen und ältere Menschen sowie bei bereits bestehenden Schlafstörungen abzuraten.

Unklar ist bis heute, wie lange es braucht, *sich an Schichtarbeit anzupassen* bzw. ob überhaupt eine Anpassung erfolgen kann. Das Hauptproblem ist, dass sich die äußeren Zeitgeber (Tageslicht, soziales Leben etc.) nicht total ausblenden lassen. Die wissenschaftlichen Einschätzungen für eine Adaptation liegen dabei zwischen „nie" (bei unregelmäßigen Schlaf-Wach-Zeiten, d. h. Schichtzeiten) und „ca. drei Jahre" (bei kompletter Umstellung, z. B. nur Nachtarbeit, leben in anderer Zeitzone) (Deutsche Gesellschaft für Schlafmedizin 2011). Grundsätzlich sollte Nachtschicht so weit wie möglich vermieden werden.

Es ist niemand gut beraten, Schichtarbeit nur deshalb anzunehmen, damit am Tag „mehr Zeit zum Leben", also Freizeit vorhanden ist. Der Schlafmediziner Geert Mayer (2010) weist allerdings darauf hin, dass in der Bevölkerung eine *breite Akzeptanz der Schichtarbeit* besteht. Begründet wird dies nicht nur mit finanziellen Aspekten, sondern auch mit einer heute gerne angenommenen Ausweitung unseres Tages auf 24 Stunden ohne Rücksicht auf die zirkadiane Rhythmik. Mayer beschreibt zudem, dass sich viele betroffene Arbeitnehmer gegen eine Änderung von Schichtarbeitsplänen wehren, obwohl sie wissenschaftlich begründeten Strategien entsprechen. Diese finden aber bei den Arbeitnehmern keine Akzeptanz, weil dadurch zum Beispiel die Anzahl von aufeinanderfolgenden freien Tagen oder auch unmittelbare finanzielle Vorteile reduziert werden.

Dies steht natürlich *in krassem Widerspruch zu den Erkenntnissen der Chronobiologie* und der Schlafmedizin, denn Schichtarbeit führt nicht nur zu gestörtem Schlaf, sondern immer zu weiteren körperlichen und psychischen Problemen bzw. Erkrankungen. In der *Folge von Schichtarbeit* leiden die Betroffenen häufig an einem chronischen Schlafmangel bzw. unter dem sogenannten Schichtarbeitersyndrom, das Ein- und/oder Durchschlafstörungen, Tagesmüdigkeit und/oder -schläfrigkeit sowie körperliche Beschwerden im Magen-Darm-Trakt und eine verminderte Leistungsfähigkeit in der Wachzeit umfasst (Rodenbeck und Hajak 2010). Schichtarbeit ist also *mit erheblichen*

Schlafstörungen verknüpft! In einer aktuellen Studie mit über 1000 schichtarbeitenden Ärzten in US-Krankenhäusern (Weaver et al. 2020), erfüllten immerhin ein Viertel die Kriterien des chronischen Schlafmangels bzw. des Schichtarbeiter-Syndroms. Die Datenlage aus zahlreichen Studien belegt außerdem, dass Schichtarbeit mit einem *erhöhten Risiko* für Arbeits- und Verkehrsunfälle einhergeht. Sie ist außerdem ein wesentlicher Risikofaktor für Erkrankungen des Stoffwechsels, gastrointestinale Erkrankungen, Krebserkrankungen, Depressionen und Angststörungen und ist mit der Inzidenz für das Auftreten dieser Erkrankungen assoziiert. Auch führt Schichtarbeit zu einem verstärkten Risiko für Herzinfarkte. Zahlreiche Studien belegen außerdem, dass Schichtarbeiter einen erhöhten Blutdruck haben und dass höchste Signifikanz für Schichtarbeit als unabhängiger Risikofaktor für Übergewicht und Metabolisches Syndrom besteht.

Mehr als ein Drittel der Schichtarbeiter schläft weniger als fünf Stunden, zeigte eine Studie der Techniker Krankenkasse (2017). Dies ist definitiv gesundheitsschädlich!

Überlegungen und Empfehlungen, wie Schichtdienst aus chronobiologischer und schlafmedizinischer Sicht so verträglich wie möglich gestaltet werden kann, beziehen sich in erster Linie auf betriebliche Maßnahmen, wie die Schichtpläne, eine adäquate Pausengestaltung oder gegebenenfalls die Verbesserung ungünstiger Arbeitsumgebungsbedingungen. Darüber hinaus *gelten die Möglichkeiten der Einflussnahme als begrenzt.*

Ratgeber und Leitlinien weisen außerdem auf die positiven Auswirkungen gezielter verhaltenspräventiver Maßnahmen hin, um die durch Nacht- und Schichtarbeit erhöhte Beanspruchung zu mindern. Dazu zählen zum Beispiel das Einhalten fester Schlaf- und Wachzeiten, eine gute Schlafhygiene, gesunde Ernährung und adäquate Ernährungsgewohnheiten sowie auf die individuellen Bedürfnisse abgestimmte Entspannungstechniken und körperliche Aktivitäten (Barmer 2017). Auch die in diesem Sachbuch in Kap. 5 aufgezählten Möglichkeiten, lebensstilbedingten Schlafstörungen vorzubeugen bzw. diesen entgegenzuwirken, können – zumindest zum Teil – von Schichtarbeitern umgesetzt werden.

4.2 Lebensstil – Was gehört zu einem gesunden Leben?

Die in unserer Gesellschaft weit verbreiteten lebensstilbedingten Schlafstörungen, die zu einem großen Teil – wie in Abschn. 4.1 beschrieben – durch das Nicht-Beachten der Vorgaben der inneren Uhr und der damit einhergehenden Ent-Rhytmisierung hervorgerufen werden, stellen ein großes Problem für die einzelnen Betroffenen, aber auch für die Gesellschaft an sich dar. Wenn man dabei bedenkt, dass die Bundesrepublik Deutschland *jährlich einen Wirtschaftsverlust von 1,6 % des Bruttosozialprodukts* durch Schlafmangel und dessen Folgen erleidet (Hafner et al. 2016), wird die Notwendigkeit für gesunden Schlaf aufgrund eines entsprechenden Lebensstils nochmals drastisch unterstrichen.

Unser angespanntes, fast immer präsentes heutiges Leben, in dem höchste Flexibilität vorausgesetzt wird, die Digitalisierung und die globale Vernetzung, neue Technologien oder mobile Arbeit haben zur Folge, dass sich chronischer Stress und damit einhergehend psychische Gesundheitsstörungen in den letzten Jahren zunehmend zu verbreiten scheinen, insbesondere in der arbeitenden Bevölkerung. Die Statistiken der deutschen gesetzlichen Renten- und Krankenversicherung zeigen eine deutliche Zunahme *lebensstilbedingter Gesundheitsprobleme*, darunter nicht-organische Schlafstörungen, Erschöpfungszustände und Burnout sowie psychische Symptomatiken wie Depressionen. Zudem beeinflussen Ausbildung, Einkommen und Berufsstatus, Mangel an sozialem Rückhalt sowie psychosoziale Belastungen am Arbeitsplatz und in der Familie die Gesundheit.

Diese durch unseren Lebensstil hervorgerufene Problematik wird allerdings von einem Großteil unserer Gesellschaft noch nicht richtig ernst genommen. Beispielsweise wurde in einer Schweizer demoskopischen Untersuchung (Tenger und Frick 2014) die Frage gestellt: „Was hält Sie vom Schlafen ab?". Von den mehr als 500 Befragten antworten über 40 %, dass der Tag zu kurz sei für alles, was sie in der Freizeit machen wollen. Auch Arbeitszeiten (30 %), Familie, Stress und Sorgen (jeweils zu 20 %, Mehrfachnennungen) veranlassen zu spät schlafen zu gehen. Hiermit wird die durch den heutigen Lebensstil verursachte Problematik der zu kurzen Schlafenszeiten und damit eines Schlafmangels eindeutig aufgezeigt!

Gesundheit ist nach der Definition der Weltgesundheitsorganisation (WHO) „ein Zustand des vollständigen körperlichen, seelischen und sozialen Wohlbefindens und nicht nur das Freisein von Krankheit oder Gebrechen". Zu einem gesunden Leben gehört es also, Risikofaktoren psychischer, körperlicher, aber auch sozialer Art zu vermeiden (s.u.) und einen gesunden Lebensstil mit einem entsprechenden gesundheitsförderlichen Verhalten umzusetzen.

4.2.1 Gesundheitsförderung und Prävention

Die Vorstufe der Prävention ist die Gesundheitsförderung. Sie ist laut WHO ein Prozess, der es den Menschen ermöglicht, aktiv und selbstbestimmt Kontrolle über ihre Gesundheit auszuüben und diese zu verbessern. Jeder einzelne kann selbst dafür Sorge tragen, dass er seine persönlichen Lebensbedingungen entsprechend gestaltet. Gesundheitsförderung soll den Schutz der Gesundheit erhöhen!

In der Prävention geht es darum, sog. funktionelle Störungen, wozu auch lebensstilbedingte Schlafstörungen gehören, deren Risikofaktoren und daraus resultierende *Krankheiten zu vermeiden* und den Menschen bis ins hohe Lebensalter Lebensqualität, Mobilität und Leistungsfähigkeit zu erhalten. Dazu sollen vor allem die Auslösefaktoren, die individuellen Risikofaktoren erfasst und durch entsprechende Maßnahmen und Aktivitäten verhindert, verringert oder ausgeschaltet werden. Risikofaktoren ergeben sich aus der Lebensweise eines jeden Einzelnen, aber auch durch genetische und Umweltfaktoren. Durch Prävention soll gesundheitskonformes Verhalten gefördert werden.

Die Primärprävention richtet sich an jeden gesunden Menschen und hat das Ziel, die Gesundheit zu fördern und zu erhalten. Primärprävention setzt ein, *bevor* gesundheitsschädliches Verhalten, eine Schädigung oder Krankheit herbeiführt und sucht nach den Ursachen und Risikofaktoren dazu. Für den Erfolg ist das *individuelle Verhalten entscheidend*. Im Zusammenhang mit gesundem Schlaf bedeutet Primärprävention, dass durch einen Lebensstil, der weitgehend den Vorgaben der inneren Uhr entspricht, *Schlafstörungen grundsätzlich vermieden* werden sollen können.

Wenn jedoch Schlafstörungen bereits vorhanden sind und drohen chronisch zu werden, dann müssen sie durch eine Lebensstiländerung wieder verringert werden. Die Maßnahmen dazu werden unter dem Begriff der Sekundärprävention subsummiert. Die Sekundärprävention von nicht-organischen Schlafstörungen greift dafür in bereits bestehende Risikosituationen ein und will die Risikofaktoren vermindern, indem u. a. der Tagesverlauf weitgehend rhythmisiert und einer Ent-Rhythmisierung entgegengewirkt wird.

4.2.2 Lebensstil und Risikofaktoren

Der Einfluss des heutigen Lebensstils auf Risikofaktoren und Erkrankungen ist gut untersucht: Rund 90 % aller Herz-Kreislauferkrankungen oder Lungenerkrankungen und über 50 % der chronischen Schmerzen sind auf einen ungesunden Lebensstil zurückzuführen. Die WHO geht heute davon aus, dass in den westlichen Ländern zudem etwa 30 % aller Krebsfälle lebensstilbedingt sind! Auch um Schlafstörungen hervorzurufen, ist unser heutiger Lebensstil mit der damit verbundenen Ent-Rhythmisierung geradezu prädestiniert.

Körperliche Risikofaktoren

Unregelmäßige Schlafenszeiten, gestörter Schlaf und Schlafmangel ein großer Risikofaktor für die Entwicklung von zahlreichen Erkrankungen und psychischen Störungen (vgl. Abschn. 3.3). Außerdem beeinflussen Schlafstörungen die bekannten Risikofaktoren für Herz- und Stoffwechselerkrankungen wie Bluthochdruck, Zucker- und Fettstoffwechselstörungen sowie Übergewicht. Sie führen auch zu einem erhöhten Risiko für Krebserkrankungen, wahrscheinlich durch die Reduktion der Leistungskapazität des Immunsystems und Entzündungsprozesse, die durch *zu wenig bzw. gestörten Schlaf* entstehen.

Schlafmangel und Ent-Rhythmisierung sind insbesondere mit dem bestehenden Übergewicht in unserer Gesellschaft eng verbunden. Unser Lebensstil spielt dabei eine zentrale Rolle: In Deutschland sind mehr als jeder zweite Erwachsene und 15 % der Kinder und Jugendlichen zwischen drei und 17 Jahren zu dick, knapp 6 % der Kinder sind sogar fettleibig (Robert-Koch-Institut 2018). Für Erwachsene ergibt sich das u. a. aus einer Studie (Lunsford-Avery et al. 2018), in der das Schlafverhalten von fast 2000 Personen im Alter zwischen 54 und 93 Jahren untersucht wurde. Eine Studie aus dem Jahr 2015 (Nuttall 2015) gibt bereits erschreckende Zahlen an: 53 % der Männer und 36 % der Frauen haben einen Body-Mass-Index (BMI) von über 25 und werden damit als übergewichtig eingestuft. 23 % der Männer und Frauen haben starkes Übergewicht (BMI über 30), d. h. Adipositas. Damit haben die Deutschen einen traurigen Rekord gebrochen und sind *die dicksten Europäer* (Focus online 2015)! Überdies sind wir durch die Corona-Pandemie und das Homeoffice in den letzten Jahren sicher nicht schlanker geworden. Übergewicht wiederum ist ein wichtiger Risikofaktor für Herz- und Gefäßerkrankungen wie Herzinfarkt und Schlaganfall, die Entstehung des Diabetes mellitus Typ 2 und weiterer Fettstoffwechselstörungen. Übergewicht belastet aber auch den Bewegungsapparat und die Gelenke. Verschiedene Studien haben mittlerweile sogar einen Zusammenhang zwischen Fehlernährung, Übergewicht und Krebs festgestellt. Damit ist – wie oben beschrieben – unser Lebensstil und der dadurch verursachte *Schlafmangel, ein extrem wichtiger Risikofaktor für Übergewicht*!

Umgekehrt nehmen aber auch bereits *vorhandene körperliche Risikofaktoren* Einfluss auf den Schlaf und *führen zu Schlafstörungen*. Dazu zählen u. a. Bluthochdruck, Schlaf-Apnoe, weitere Erkrankungen oder Medikamenteneinnahme. Für die Auslösung oder Unterhaltung lebensstilbedingter Schlafstörungen sind jedoch mehr die psychosozialen/seelischen und die verhaltensabhängigen Risikofaktoren relevant.

Psychosoziale/seelische Risikofaktoren

Unter den psychosozialen/seelischen Risikofaktoren, die zu Schlafstörungen führen, befindet sich eines der wichtigsten Elemente eines ungesunden Lebensstils: die empfundene *Stressbelastung*!

In unserer modernen Gesellschaft ergeben sich auf allen Ebenen mehr und mehr Belastungen, sowohl im persönlichen, familiären vor allem aber beruflichen Umfeld, die Stress bedeuten. Auch die Entwicklungen in der Umwelt wie der Klimawandel tragen dazu bei. Es wird von der Außenwelt erwartet, dass wir auf diese Belastungen adäquat und schnell reagieren. Man spricht heute schon von der digitalisierten 24/7 Zeit (24 Stunden, 7 Tage die Woche), also der Verfügbarkeit rund um die Uhr. Zeit für sich selbst und die eigenen Bedürfnisse wird immer weniger. Eine Studie der Techniker Krankenkasse zeigte bereits im Jahr 2009, dass 80 % der Deutschen ihr alltägliches Leben als stressbelastet empfinden und jeder Dritte unter Dauerstress leidet. In unserer gegenwärtigen Gesellschaft ist diese Anzahl mit Sicherheit noch mehr geworden! Psychosozialer bzw. seelischer Stress, insbesondere wenn er chronisch ist, beeinträchtigt immer die Gesundheit. Er wirkt auf das Immunsystem ein, beeinflusst das Herz-Kreislaufsystem negativ, er wirkt sich störend auf Lernen, Gedächtnis und Aufmerksamkeit aus und – ganz wichtig (!) – beeinträchtigt den Schlaf. Menschen *mit chronischem Stress weisen eine geminderte Schlafqualität auf!*

Dass umgekehrt *Schlafstörungen einen Risikofaktor für Stress und Burnout* darstellen, fanden Weaver und Mitarbeiter (Weaver et al. 2020) bei Klinikärzten, die aufgrund Ihres Dienstes unregelmäßigen Schlaf und daraus folgende Schlafstörungen hatten. Sie wiesen ein fast vierfach erhöhtes Risiko für einen Burnout im Vergleich mit Ärzten ohne Schlafstörungen auf. Personen mit chronischen und unbehandelte Schlafstörungen haben zudem ein *doppelt so hohes Risiko für Depressionen*, als Menschen ohne Schlafstörungen (Weeß 2018). Depressionen und Angststörungen können sowohl Folge von gestörtem Schlaf sein, aber auch umgekehrt Risikofaktoren für gestörten Schlaf darstellen.

Gesundheitsschädliches Verhalten

Gesundheitsschädliches Verhalten wie *Alkoholkonsum* weist eine Verbindung zu Schlafstörungen auf, wie in mehreren Untersuchungen nachgewiesen wurde (u. a. Chaput et al. 2012). Beispielsweise trinken Erwachsene, die kürzer als 6 Stunden schlafen, mehr Alkohol als Personen, die 7–8 Stunden schlafen.

Alkohol am Abend unterdrückt die Tiefschlaf- und REM-Phasen. Deshalb findet keine Gedächtnisbildung im Schlaf mehr statt. Dies zeigen verschiedene Experimente, die der US-Neurowissenschaftler Matthew Walker (2018) beschreibt: Studenten, die tagsüber gelernt haben, wurden in Gruppen eingeteilt, die entweder keinen Alkohol zu sich nahmen und ganz normal geschlafen haben oder abends Alkohol getrunken haben. Das Gelernte wurde sieben Tage nach dem Lernen abgefragt. Die Effekte zeigten sich schon bei geringen Mengen Alkohol: Die Teilnehmer der Gruppe, die Alkohol getrunken hatte, konnten die Lerninhalte um 40 % schlechter wiedergeben, als die der ersten Gruppe ohne Alkohol.

Auch Rauchen belastet den Schlaf. *Raucher* schlafen schlechter ein und es verkürzen sich die Tiefschlafphasen, am stärksten zu Beginn der Nacht (Czichos 2008). Der Grund dafür ist wohl, dass Nikotin eine länger anhaltende anregende Wirkung hat.

Ein weiteres wichtiges und durch den Lebensstil beeinflussbares, gesundheits- und schlafstörendes Verhalten ist Bewegungsmangel. Regelmäßige und ausreichende Bewegung macht bekannterweise müde und fördert den guten Schlaf. Andererseits führt Schlafmangel zu *weniger körperlicher Aktivität unter Tag*. Gestörter Schlaf macht den Menschen zu einem „Coachpotato", dem Sporttreiben viel zu anstrengend ist und der sich nicht einmal mehr zu einem Spaziergang aufraffen kann. Zu wenig körperliche Aktivität und Bewegungsmangel ist aber ein Risikofaktor auf allen Ebenen. Schlechte Schläfer essen außerdem tagsüber auch mehr.

Die *abendliche IT-Nutzung*, auch wenn es sich um dienstliche Belange handelt, ist für einen großen Bevölkerungsanteil bei uns schon zu einer Selbstverständlichkeit geworden: Laut einer aus dem Jahr 2017 stammenden Studie der DAK mit Erwerbstätigen, erledigen knapp 70 % abends private Angelegenheiten auf Laptop oder Smartphone. 15 %, d. h. jeder Achte bearbeitet noch *dienstliche E-Mails* oder befasst sich mit der Planung des nächsten Arbeitstages. Mehrere weitere Studien zeigen beeindruckend, wie die Beschäftigung mit dienstlichen Problemen sowie die ständige Erreichbarkeit das Einschlafen, aber auch die Schlafqualität insgesamt beeinträchtigen.

Am meisten verringert aber das Fernsehen bis in die Nacht hinein den Schlaf. So schauen zwischen 70 und 80 % der Menschen abends lange fern (Spork 2014). *Spätabendlicher Fernsehkonsum* und der digitale Zeitvertreib rauben uns den Schlaf (vgl. Abschn. 5.2)!

Neben der Nutzung von sozialen Medien gehört zu unserem heutigen Lebensstil nicht nur bis spätabends fernzusehen, sondern auch der *Konsum von Serien der Streaming-Dienste*. In diesen Serien wird gerne an der spannendsten Stelle unterbrochen, was dazu verführt, sich die nächste Folge gleich danach anzuschauen. Auch die öffentlich- rechtlichen und privaten Fernsehsender brechen zunehmend an den wichtigsten Passagen ab und blenden außerdem noch vor Ende der Sendung den Hinweis ein, dass die nächste

Folge ab sofort in der Mediathek zu sehen ist. Damit wird das zu späte Zubettgehen gefördert und das Einschlafen verzögert. Eventuell treten auch mehr Träume in der ersten leichten Schlafphase auf, die sich mit dem soeben Gesehenen beschäftigen. Einige aktuelle Untersuchungen (zit. nach Held 2021) bestätigen, dass das Ansehen der Streaming-Serien bzw. sogenannte Cliffhanger tatsächlich Auswirkungen auf den Schlaf haben. Es zeigte sich, dass erwartungsgemäß die physiologische und kognitive Erregung vor dem Schlafengehen beeinflusst wurde und es ergaben sich Veränderungen in der Gehirnaktivität, die darauf hindeuteten, dass das Gehirn in der ersten Nachthälfte „wacher" war als ohne Cliffhanger. Trotzdem wurde der Tiefschlaf in seiner Dauer und Intensität nur leicht vermindert. Insgesamt weisen diese Ergebnisse darauf hin, dass sich zumindest die psychischen Erholungsprozesse während des Schlafes durch spätabendlichen Medienkonsum verringern.

Interessanterweise wird nicht nur die Schlafqualität durch den Lebensstil beeinflusst, sondern auch umgekehrt *kann schlechter Schlaf den Lebensstil negativ beeinflussen*, und zwar unabhängig von der vorhandenen körperlichen und geistigen Gesundheit. Ein gestörter Schlaf kann somit ein *Risikofaktor für das gesundheitsbezogene Verhalten* sein und dazu führen, dass sich der Alkoholkonsum vergrößert und das Rauchen nicht aufgegeben wird, obwohl man das eigentlich wollte. Auch körperliche Inaktivität verstärkt sich aufgrund von Schlafstörungen bei bislang aktiven Menschen, was wiederum zu einer Zunahme des Körpergewichts führt und Fettleibigkeit hervorruft. Dies ist das Ergebnis einer dänischen Studie (Clark et al. 2015), die beweist, dass sich der Lebensstil verschlechtert, wenn der Schlaf schlechter wird! Ein Teufelskreis kommt dadurch in Gang, weil durch den schlechteren Lebensstil auch der Schlaf weiter beeinträchtigt wird. Die Autoren der Studie kommen deshalb zu der Schussfolgerung, dass das Wissen, dass Schlaf nicht nur für die körperliche Erholung wichtig ist, sondern auch einen Einfluss auf eine gesunde Lebensweise hat, dem Menschen helfen kann die richtigen Prioritäten zu setzen. Sie empfehlen deshalb, zeitig schlafen zu gehen und die Nacht zum Schlafen zu nutzen.

4.2.3 Lebensstiländerung

Die Erkenntnisse der Chronobiologie über den Einfluss der inneren Uhr führen zu der ersten und wichtigsten Maßnahme einer Lebensstiländerung bei nicht-organischen Schlafstörungen: Die sog. Rhythmisierung der Lebensvorgänge hat vor allem mit der „Ordnung" des Tagesverlaufs und dem Schlaf-Wach-Rhythmus zu tun.

Rhythmisierung der Lebensvorgänge

Unter Rhythmisierung der Lebensvorgänge wird das Einbringen einer *zeitlichen Ordnung in den Ablauf der Tagesgestaltung* verstanden. Dazu gehören alle in den vorherigen Kapiteln beschriebenen Maßnahmen wie viel helles Licht am Tag, regelmäßige Essenszeiten, regelmäßiges Aufstehen und Schlafengehen (d. h. regelmäßiger Schlaf-Wach-Zyklus) sowie die Schlafregulation (Abschn. 5.2).

Für gesunden Schlaf geht es primär um eine sinnvolle Strukturierung und Gestaltung des Tagesablaufs *in Abstimmung mit der inneren Uhr*, wobei der Schlaf-Wach-Rhythmus im Vordergrund steht. Wenn das auch im Kontext mit den Anforderungen unserer Zeit nicht immer möglich ist, muss der Schwerpunkt darauf liegen, dass man *möglichst immer zur gleichen Zeit ins Bett geht und aufsteht.* Die Zubettgeh- und Aufstehzeiten sollten idealerweise dem Chronotyp entsprechen. Wir können zwar die Vorgaben der inneren Uhr missachten und die Schlafenszeiten in einem gewissen Rahmen verschieben. Dies geht aber zu Lasten der Schlafqualität, weil dann entweder die für die körperliche Gesundheit und die Gedächtnisbildung wichtigen Tiefschlafphasen oder die REM-Phasen, die für die psychischen Belange und die Emotionen zuständig sind, verlorengehen.

Ein regelmäßiger Mittagsschlaf kann dem Tagesablauf eine klare Struktur geben. Zur Rhythmisierung der Lebensvorgänge gehört neben vielen anderen Faktoren weiterhin, dass die Ernährung mit regelmäßigen Essenszeiten erfolgt, da die Nahrungsaufnahme ein wichtiger Zeitgeber ist. Empfohlen wird dabei Frühstück, Mittag- und Abendessen *zu festen Uhrzeiten*, wobei es nicht auf die Menge ankommt (es kann z. B. mittags auch nur eine Kleinigkeit sein), sondern auf die Zeitstruktur. Wichtig ist auch eine *kultivierte Einnahme*, d. h. nicht nur schnell im Stehen nebenbei oder während schlimmer Nachrichten im Fernsehen zu essen. Gut und in angenehmen Ambiente zu essen bedeutet auch Sinnesfreude, die Anspannungen nimmt und einen positiv konditioniert, was wiederum für den guten Schlaf hilfreich ist!

Wie gut und notwendig eine Rhythmisierung der Lebensvorgänge ist, hat schon im vorletzten Jahrhundert der 1821 geborene Pfarrer Kneipp erkannt. Die Ordnungstherapie genannte Methode ist bis heute ein zentraler Behandlungsfaktor in der Kneipptherapie (Abschn. 5.3). Für Pfarrer Kneipp ging es entsprechend seiner christlichen Prägung hauptsächlich darum, dass „die Seele heil bleibt oder wird". Ergänzend hat der Schweizer Arzt Dr. Max Bircher-Benner schon 1938 geschrieben, dass es wichtig und einfach ist, sein Leben zu ordnen, die Ernährung nach den natürlichen Lebensgesetzen vorzunehmen, harmonische Bewegung zu haben und reine Luft zu atmen. Er empfahl auch früh zu Bett zu gehen und früh aufzustehen. Natürlich sind die

Vorgaben von Pfarrer Kneipp und Dr. Bircher-Benner im Zusammenhang mit der Zeit in der sie lebten, zu sehen und können nicht eins zu eins auf unser Leben übertragen werden. So wurde in der Lebenszeit der beiden Protagonisten bei beginnender Dunkelheit bald Schlafen gegangen und wenn es hell wurde aufgestanden. Dennoch geben sie bereits deutliche Hinweise, wie wir unser Leben besser gestalten und rhythmisieren können.

Diese schon so lange zurückliegenden Erkenntnisse stehen darüber hinaus vollkommen im Einklang mit heutigen Empfehlungen und Maßnahmen bei einer Vielzahl von naturheilkundlichen Präventionsverfahren. Wichtiges Ziel war und ist es, auf eine Rhythmisierung des Tagesablaufes zu achten.

Zeit für sich selbst und zum Nichtstun

Etwas weiter gefasst und nicht nur auf den Schlaf bezogen, gehört dazu auch die Erkenntnis, dass wir Zeit für uns selbst haben sollten. Dazu wäre es notwendig, auch einmal *das Handy auszuschalten* und keine E-mails zu lesen. Freunde, die noch spätabends telefonisch Probleme mitteilen wollen, sollten sich früher melden bzw. auf den nächsten Tag vertröstet werden. *Wir müssen nicht immer erreichbar sein*, weder beruflich noch im privaten Kreis und schon gleich gar nicht beim Essen, in der Mittagspause, beim Spazierengehen oder Sport und definitiv nicht spätabends und nachts. Schalten wir das Handy bzw. Smartphone konsequent aus!

Bei der Arbeit, beim Lesen oder Musikhören, ist es besser, sich auf eine Tätigkeit zu konzentrieren und nicht alles gleichzeitig zu machen. Auch in der Mobilität geht es immer nur darum möglichst schnell ans Ziel zu kommen – setzen wir uns lieber gemütlich in den Zug und schauen aus dem Fenster, als über die Autobahn zu rasen. Auch Distanzen haben an Bedeutung verloren, da Ziele immer einfacher für uns Menschen erreichbar sind. Deshalb kommen manche auch in der Freizeit unter Stress, weil sie zu viel, zu weit, zu schnell und alles gleichzeitig machen möchten. Es ist sicher besser, *sich auch einmal dem Nichtstun zu widmen*. Diese und weitere Empfehlungen finden sich in vielen Ratgebern für gesundes Leben.

Urlaub

Die meisten Arbeitnehmer gehen heute nur noch eine Woche in Urlaub oder verbringen nur kurze Auszeiten wie sog. Wellness-Wochenenden ohne Arbeit und E-Mail-Kontakt mit Kollegen. Dies entspricht dem aktuellen Lifestyle. Aber die Einstellung, dass man nicht mehr als eine Woche Urlaub machen kann, ist in Hinblick auf unsere körperliche und psychische Gesundheit nicht haltbar. Laut Bundesurlaubsgesetz (2015) beträgt der Jahresurlaub außerdem mindestens 24 Werktage im Jahr, wobei dieser in der Regel nicht nur fraktioniert genommen werden sollte, sondern mindestens einmal im Jahr 12 Werktage am Stück umfassen muss.

Studien aus der Erholungsforschung demonstrieren, dass das Wohlbefinden bereits ab dem ersten Urlaubstag rasant ansteigt und nach 8 Tagen bereits seinen Höhepunkt erreicht hat. Dies beschreibt offensichtlich den Zeitraum, den es braucht, bis der Mensch sich nach stressiger Arbeit an den Urlaub gewöhnt hat. Das Wohlbefinden hält sich dann auf diesem Wert bzw. nimmt langsam ab, liegt aber am Urlaubsende noch signifikant über dem Anfangswert. Untersucht wurden dabei dreiwöchige Urlaube (de Bloom et al. 2013). Und auch der *Schlaf während der Urlaubszeit* wurde untersucht. Dabei standen sowohl Schlafquantität als auch Schlafqualität im Zusammenhang mit positiven Veränderungen im Wohlbefinden und Gesundheitsgefühl. Je länger und je besser die Urlauber schliefen, desto besser ging es Ihnen während des ganzen dreiwöchigen Urlaubs.

Allerdings war – trotz der langen Freizeit – der *Urlaubseffekt nur von kurzer Dauer*, denn die beiden untersuchten Parameter Wohlgefühl und Gesundheitsgefühl kehrten innerhalb der ersten Arbeitswoche nach dem Urlaub schnell wieder auf den Ausgangswert zurück. Nachdem auch mehrere ältere Untersuchungen zu demselben Ergebnis kommen, wird hypothetisiert, dass häufige „Atempausen" von mindestens 8 Tagen für die Erhaltung des Wohlbefindens wichtiger sein könnten, als ein einzener langer Urlaub.

Wenn jedoch bei gesunden Menschen nach einem dreiwöchigen Urlaub und bei Rückkehr in das Arbeitsleben nicht mehr viel vom Urlaubseffekt zu spüren ist, weist dies sehr stark darauf hin, dass der Lebensstil im Alltag nicht gesund sein kann und man etwas ändern muss! Dies kann aber in wenigen freien Tagen kaum erfolgen.

Aus chronobiologischer Sicht muss deshalb unbedingt mindestens einmal im Jahr ein *zwei-, besser dreiwöchiger Urlaub empfohlen* werden. Denn nur über diesen Zeitraum kann der Mensch richtig zur Ruhe kommen, sich körperlich und psychisch entspannen, den zirkadianen Rhythmus wieder einpendeln und das angehäufte Schlafdefizit ausgleichen. Mehrwöchige Auszeiten eröffnen zudem die Chance, Abstand zum Alltag und zum eigenen Handeln zu bekommen und so Probleme zu erkennen. Dies ist für Menschen mit lebensstilbedingten Schlafstörungen von absoluter Wichtigkeit – und damit kann ein längerer Urlaub eine *echte Weichenstellung für die Zukunft* bedeuten.

Medizinische Kur

Als hervorragende Hilfestellung um sich wirklich einmal richtig und mit fachlicher Unterstützung vom Alltagsstress abzukoppeln, bietet sich auch eine zwei- bis dreiwöchige ambulante Vorsorgemaßnahme an. Hierbei handelt es sich um die herkömmliche Badekur bzw. die medizinische Kur, die in der gesetzlichen Krankenversicherung heute „ambulante Vorsorgemaßnahme nach § 23.2 SGB V" heißt und seit 2022 wieder zu den Pflichtleistungen der Krankenkasse gehört. Das Besondere daran ist, dass sie allen Krankenkassenmitgliedern offensteht, und nicht nur den Berufstätigen. Die medizinische Kur (Deutscher Heilbäderverband 2019) soll den Teilnehmer/Patient u. a. zu einem krankheitsspezifischen individuellen, aktiven, lebenslangen Gesundheitsprogramm anleiten. Dabei stellt der damit verbundene *Orts- und Milieuwechsel* schon allein ein wichtiges Kurprinzip dar.

Das Eintreten der Kurerfolge erfordert in der Regel eine Kurdauer von drei Wochen, es werden bereits auch zweiwöchige Programme angeboten. Die ambulante Vorsorgemaßnahme ist nicht mit einer Rehabilitationsmaßnahme zu verwechseln, bei der es sich um ein Gesamtpaket an Leistungen für Arbeitnehmer handelt und nicht auf die Prävention abzielt, sondern zu Behandlung von bestehenden chronischen Erkrankungen gedacht ist. Zur Verhinderung bzw. *Verbesserung von lebensstilbedingten Schlafstörungen*, ist die ambulante Vorsorgemaßnahme das richtige Instrument. Allerdings muss ein Berufstätiger Urlaub nehmen und ist nicht krankgeschrieben. Daher kommt auch der früher oft verwendete Begriff des „Kururlaubs". Auch finanziell ist die ambulante Vorsorgemaßnahme für den Einzelnen aufwendiger. Von der Krankenkasse werden die Kurarztkosten und 90 % der angewendeten Kurmittel übernommen, gegebenenfalls noch ein Zuschuss für Unterkunft, Verpflegung und Kurtaxe. Der (größere) Rest für An- und Abfahrt, Unterkunft, Verpflegung und Nebenkosten ist vom Kurgast selbst zu zahlen.

Ein Beispiel für eine wissenschaftlich überprüfte und hoch erfolgreiche ambulante Vorsorgemaßnahme nach § 23.3 für lebensstilbedingte Schlafstörungen ist in Abschn. 5.3.3 beschrieben.

Problembewusstsein und -erkennung

Manchmal wird einem in der Hektik des Lebens, im „Hamsterrad" gar nicht bewusst, dass es Zeit ist, etwas zu ändern. Deshalb muss für eine Änderung des Lebensstils zunächst ein Problembewusstsein vorhanden sein. Voraussetzung, dass sich etwas ändert, ist neben dem Erkennen eines Problems auch das Identifizieren der Zusammenhänge. Aufgrund dieser Kenntnis entwickelt sich dann die Überzeugung, dass eine Notwendigkeit besteht, etwas zu tun.

Daraus erst entsteht die Motivation etwas zu verändern! Eine Lebensstil-änderung beginnt im Kopf!

Von großer Bedeutung ist, dass die betroffene Person fähig ist, eine Ver-änderung vorzunehmen und diese tatsächlich umzusetzen. Dazu kann wenn nötig auf therapeutische Hilfe oder die Unterstützung durch ein „Schlaf-coaching" (Holzinger und Klösch 2018) zurückgegriffen werden.

Viele weitere Möglichkeiten zur Lebensstiländerung in Hinblick auf eine Verbesserung des Schlafes sind im folgenden Kap. 5 gegeben.

Einschränkend dabei ist, dass in unserer Gesellschaft Schlafstörungen als normal angesehen und die enorme Bedeutung des Schlafes für unser Leben bislang nicht ernst genug genommen werden, sondern im Gegenteil wird Schlaf bis heute sehr häufig als sinnlos vergeudete Zeit abgetan, die man so kurz wie möglich halten sollte. Glücklicherweise entwickelt sich in den letz-ten Jahren allmählich ein wachsendes Bewusstsein für ein entsprechendes Gesundheitsverhalten und es sind erste Änderungen dieser Einstellung festzu-stellen. Eine Schweizer Studie (Tenger und Frick 2014) über die Zukunft des Schlafens geht davon aus, dass sich der Schlaf bis zum Jahr 2025 vom Grund-bedürfnis zum Lifestyle verwandelt und dass langes Schlafen eventuell sogar ein neues Statussymbol werden kann. Die Autoren sagen voraus, das guter Schlaf in Zukunft zur Leistungsoptimierung in unserer Gesellschaft eine wichtige Rolle spielen könnte, da langer und qualitativ hochstehender Schlaf erfolgreicher macht.

Literatur

Barmer (Hrsg.) (2017) Schlafstörungen bei Schichtarbeit. https://www.barmer.de/blob/28600/369de558d7663fcd2b96735ddd4391d9/data/schlafstoerun-gen-bei-schichtarbeit-6046as.pdf. Zugegriffen am 19.02.2022

Blaeser-Kiel G (2006) Es rächt sich, die innere Uhr zu ignorieren. Deutsches Ärzte-blatt (7):103

de Bloom J, Geurts SA, Kompier MJ (2013) Vacation (after-) effects on employee health and well-being, and the role of vacation activities, experiences and sleep. Happiness Stud 14:613–633. https://doi.org/10.1007/s10902-012-9345-3

Borbely A (1988) Das Zwei-Prozess-Modell der Schlafregulation. In: Hippius H, Rüt-her E, Schmauss M (Hrsg) Schlaf-Wach-Funktionen. Springer, Berlin, Heidelberg

Brix N, Ernst A, Braskhoj-Lauridsen LL, Parner E, Stovring H, Olsen J, Henrik-sen TB, Ramlau-Hansen CH (2018) Timing of puberty in boys and girls: A population-based study. Paediatr Perinat Epidemiol 33:70–78

Bundesurlaubsgesetz (BUrlG) – gesetzlicher Urlaubsanspruch (2015). Arbeitsrecht.org. Zugegriffen am 17.02.2022

Chaput JP, McNeil J, Despres JP, Bouchard C, Tremblay A (2012) Short sleep duration is associated with greater alcohol consumption in adults. Appetite 59(3):650–655. https://doi.org/10.1016/jappet.2012.07.012

Clark AJ, Salo P, Lange T, Jennum P, Virtanen M (2015) Onset of impaired sleep as a predictor of change in health-related behaviours; analysing observational data a series of non-randomised pseudo trials. Int J Epidemiol 44(3):1027–1037. https://doi.org/10.1093/ije/dyv063

Czichos J (2008) Wie Nikotin den Schlaf stört. Welt Print: Raucher schlafen schwerer ein und schlechter durch. 06.02.2008. Zugegriffen am 04.02.2022

Deutsche Gesellschaft für Schlafmedizin (2011). www.dgsm2011.de/schlafforschung html. Zugegriffen 01.10.2020

Deutscher Heilbäderverband (2019). https://www.deutscher-heilbaederverband. de/fileadmin/user_upload/themen/PDFDateien/begriffsbestimmungen/begriffsbestimmungen-auflage-12-stand-21-10-2016.pdf. Zugegriffen am 19.02.2022

Focus online (2015) Übergewicht: Deutsche sind Europas Dickste. 09.09.2015. Zugegriffen am 04.02.2022

Gelitz C (2021) Für den Spättyp ist um 9 Uhr morgens noch tiefe Nacht. Interview, Spektrum.de, 21.01.2022, zugegriffen am 02.02.2022

Hafner M, Stepanek M, Taylor J, Troxel WM, von Stolk C (2016) Why sleep matters – the economic costs of insufficient sleep. A cross-country comparative analysis. Santa Monica, CA: RAND Corporation, 2016. https://www.rand.org/pubs/research_reports/RR1791.html. Zugegriffen am 20.12.2020

Held R (2021) Wie verträgt sich unser moderner Lebensstil mit dem Schlaf? Deutsche Gesellschaft für Schlafforschung und Schlafmedizin (DGSM). Pressestelle. https://idw-online.de/de/news777200. Zugegriffen am 11.01.2022

Hildebrandt G, Moser M, Lehofer M (1988) Chronobiologie und Chronomedizin. Hippokrates, Stuttgart

Holzinger B, Klösch G (2018) Schlafstörungen. Psychologische Beratung und Schlafcoaching. Springer, Berlin

Klarsfeld A, Birmann S, Rouyer F (2018) Nobel time fort he circadian clock – Nobelprice in Medizin 2017: Jeffrey C. Hall, Michael Rosbach and Micheal W. Young. Med Csi. 35(5):480-484. https://doi.org/10.1051/medsci/20183405023

Lunsford-Avery JR, Engelhard MM, Navar AM, Kollins SH (2018) Validation of sleep regularity index in older adults and associations with cardiometabolic risk. Sci Rep 8(1):14158

Maire M (2015) Chronobiologie der Schlaf-Wach-Regulation Der informierte Arzt 09:24–27

Mayer G (2010) Schichtarbeit und Schlafstörungen. Somnologie 14:85–86

Nuttall FQ (2015) Body Mass Index: obesity, bmi and health: a critical review. Nutr Today 50(3):117–128

Robert-Koch-Institut (RKI) (2018) Kiggs-Welle 2 – erste Ergebnisse aus Querschnitt- und Kohortenanalysen. J Health Monitor 1. https://doi.org/10.17886/RKI-GBE-2018-003. Zugegriffen am 01.02.2022

Robert-Koch-Institut (RKI) (2020) AdiMon-Themenblatt: Schlaf (Stand 1. Juli 2020). Zugegriffen am 28.12.2021

Rodenbeck A, Hajak G (2010) Das Schichtarbeitersyndrom. Somnologie 14:105–110

Roenneberg T (2019) Das Recht auf Schlaf. Eine Kampfschrift für den Schlaf und ein Nachruf auf den Wecker. Dtv, München

Roenneberg T, Kuehnle T, Pramstaller PP, Ricken J, Havel M, Guth A, Merrow M (2004) A marker for the end of adolescence. Curr Biol 14(24):1038–1039. https://doi.org/10.1016/j.cub.2004.11.039

Roenneberg T, Pilz LK, Zerbini G, Winnebeck EC (2019) Chronotype and social Jetlag: a (self-)critical review. Biology 8(54). https://doi.org/10.3390/biology8030054

Spork P (2014) Wake up! Aufbruch in eine ausgeschlafene Gesellschaft. Hanser, München

Techniker Krankenkasse (2017) TK Schlafstudie 2017 – Schlaf gut Deutschland. TK-Schlafstudie 2017 | Die Techniker – Presse & Politik. Zugegriffen am 01.10.2021

Tenger D, Frick K (2014) Die Zukunft des Schlafens. Neue Märkte in der Allways-on-Gesellschaft. GDI Gottlieb Duttweiler Institute, Zürich

Walker M (2018) Das große Buch vom Schlaf. Die enorme Bedeutung des Schlafs. Goldmann, München

Weaver MD, Robbind R, Quan SF, CS O'B et al (2020) Association of sleep disorders with physician burnout. JAMA Netw Open 3(10):e2023256. https://doi.org/10.1001/Jamanetworkopen.2020.23256

Weeß HG (2016) Die schlaflose Gesellschaft – Wege zu erholsamen Schlaf und mehr Leistungsvermögen. Schattauer, Stuttgart

Weeß HG (2018) Schlaf wirkt Wunder. Alles über das wichtigste Drittel unseres Lebens. Droemer, München

Wikipedia (2021): https://de.wikipedia.org/wiki/Mimose. Zugegriffen am 08.01.2022

Wirz-Justice A, Cajochem C (2011) Zirkadiane Rhythmen und Depression: chronobiologische Behandlungsmöglichkeiten. Schweiz Med Forum 11(32-33):536–541

Wöhrmann M, Gerstenberg S, Hünefeld L, Pundt F, Reeske-Behrens A, Brenscheidt F, Beermann B (2016) Arbeitszeitreport Deutschland 2016, 1. Aufl. Bundesanstalt für Arbeitsschutz und Arbeitsmedizin, Dortmund

Zulley J (2005) Mein Buch vom guten Schlaf. Zabert Sandmann, München

5

Was kann man gegen lebensstilbedingte Schlafstörungen tun? Verhaltens- und Handlungsempfehlungen für einen gesunden Schlaf

Inhaltsverzeichnis

> Wie jeder sein Leben gestaltet und seine Nachtruhe verbringt, ist in höchstem Maße individuell. Wenn der Schlaf jedoch zu kurz oder schlecht ist und das Leben von Schlafstörungen dominiert wird, dann sollte man handeln. Verbannen Sie die Schlafstörer aus Ihrem Leben und bereiten Sie den guten Schlaf richtig vor! Wie Sie das anstellen können, zeigt Ihnen dieses Kapitel auf.

Die unten aufgeführten Schlafregeln und Vorschläge sollen bei Ihnen keinen Stress hervorrufen, der wiederum den Schlaf stört. Deshalb sollten Sie nur die Tipps und Hinweise, die Ihnen angenehm und vor allem – die für Sie leicht umsetzbar sind – übernehmen. Alles andere würde nur neue Anspannung bedeuten, die wieder nicht schlafen lässt. Je mehr Sie in Ihr Leben ganz selbstverständlich einbauen können, umso besser! Befassen Sie sich aber unbedingt mit den als besonders wichtig (!) gekennzeichneten Empfehlungen (Tab. 5.1).

Tab. 5.1 Verhaltens- und Handlungsempfehlungen für guten Schlaf. Während des Tages, im Verlauf des Abends, beim Zubettgehen und direkt vor dem Einschlafen, während der Nacht und morgens beim Aufwachen. Weitere und ergänzende Maßnahmen

Verhaltens- und Handlungsempfehlungen für einen guten Schlaf		
Vorbereitung: Maßnahmen am Tag/Tagesablauf		
	Regelmäßigkeit	!
	Helles Licht am Tag	
	Mittagsschlaf	
	Nachmittagskaffee/Tee/Nikotin vermeiden	
	Körperliche Aktivität/Sauna zur richtigen Tageszeit	
	Klare Abtrennung des Abends vom Alltag: Feierabend	
Rund um die Nacht		
Am Abend		
	Frühes und leichtes Abendessen	
	Warmes und gedämpftes Licht am Abend	!
	Keine IT-Nutzung vor dem Einschlafen	!
	Raumtemperatur vor dem Zubettgehen senken	
	Wecker für Zubettgehzeit stellen	
	Kein Alkohol als Schlafmittel	
	Fernseher rechtzeitig ausmachen	
Beim Zubettgehen und zum Einschlafen		
	Einschlafritual	!
	Mein Bett und das angenehme, gemütliche Schlafzimmer	
	Temperatur im Schlafzimmer individuell	
	Bett nur zum Schlafen	
	Keine kalten Füße	
	Milde Wärmemaßnahmen	
	Abendlicher Wärmeentzug	
	Nicht mit dem Fernseher einschlafen	
	Vorsicht beim Lesen zum Einschlafen	
	Sich auf den Schlaf freuen!	
	Die Aktivität der Sinne vermindern	
	Nicht sofort einschlafen wollen	!
	Kein Streit in der Partnerschaft	
	Medikamente/Hausmittel	

Tab. 5.1 (Fortsetzung)

Verhaltens- und Handlungsempfehlungen für einen guten Schlaf		
Während der Nacht		
	„Schlaf vor Mitternacht"	!
	Dunkelheit zum Schlafen	
	Fremde Geräusche stören	
	Es gibt keine „beste" Schlafposition	
	Träume in Einschlafphase, leichten Schlafphasen verstehen	
	Nicht auf den Wecker schauen!	
	Nächtliches Aufwachen ist normal	!
	Anwendung kognitiver Verfahren	
	Bei Schlaflosigkeit Aufstehen	
	Bei Vollmond kann ich nicht schlafen	
	Nächtliches Schwitzen/Frieren in den Morgenstunden	
	Schlechte Nächte akzeptieren	!
Am Morgen		
	Das Aufwachen	
	Lange Ausschlafen	
Weitere und ergänzende Maßnahmen		
Kneipptherapie	Kneippeigentherapie zuhause	
	Kurmaßnahme „Gesunder Schlaf durch innere Ordnung"	
Waldspaziergang		
Psychologische Verfahren/ Schlafcoaching	u. a. Kognitive Verhaltenstherapie	
Entspannungsverfahren	u. a. Progressive Muskelrelaxation	
Musik/Naturklänge	Entspannungsmusik, leises Klavier, Waldgeräusche	

Die Verhaltensregeln und Handlungsempfehlungen für guten Schlaf basieren auf den Inhalten der vorherigen Kapitel. Um den Lesefluss nicht zu unterbrechen, wurde hier auf Rückverweise verzichtet.

5.1 Maßnahmen für den Tag/Tagesablauf

Regelmäßigkeit

Für einen erholsamen und gesundheitsfördernden Schlaf in der Nacht steht Regelmäßigkeit im Vordergrund: Wenn es irgendwie möglich und mit dem sozialen Leben bzw. Beruf vereinbar ist, sollte das *Zubettgehen und das Aufstehen immer zur selben Uhrzeit* geschehen. Idealerweise richtet es sich nach dem *eigenen Chronotyp* (Lerche oder Eule) und dem Zeitfenster, in dem man müde wird. Kleinere Abweichungen von 30 Minuten bis einer Stunde sind natürlich ohne weiteres möglich. Ausgenommen sind die Wochenenden, an denen morgens ausgeschlafen werden darf, wenn ein Schlafdefizit vorhanden ist.

Dem Tagesablauf geben ferner regelmäßige Essenszeiten, ein *„regelmäßiges"* *Leben,* ein kurzer Mittagsschlaf, ein Spaziergang oder sportliche Betätigung, Lesen oder Musikhören, selbst Hausarbeit und natürlich die Berufsausübung immer zur selben Zeit, Struktur.

Im Gegensatz zu jüngeren Menschen und Personen im mittleren Lebensalter, bei denen der Schlaf meist durch den Lebensstil durcheinanderkommt, kann bei einigen älteren Menschen die Schlafqualität biologisch bedingt nachlassen und der Schlaf kürzer, flacher und mehr unterbrochen sein. Deshalb ist es für Senioren von noch größerer Bedeutung einen *fest strukturierten Tagesablauf* mit einem stabilen 24-Stunden-Rhythmus auf allen Ebenen zu haben.

Regelmäßige Zubettgeh- und Aufstehzeiten helfen Ihnen dabei, gut zu schlafen!

Helles Licht am Tag

Helles Licht tagsüber macht munter, aktiv und hebt die Stimmung, abends (s. u.) stört es aber den Schlaf!

Für die Rhythmik der Lebensvorgänge und damit auch für guten Schlaf *spielt das Tageslicht eine übergeordnete Rolle.* Wir brauchen helles Tageslicht, um abends gut schlafen zu können!

Die Lichtintensität, d. h. die Helligkeit des Tageslichtes sollte dabei immer über 2500 Lux betragen, damit die Melatoninproduktion unterdrückt wird. Dies ist beim *Aufenthalt im Freien* immer gewährleistet. Dort ist es selbst an einem Schlechtwettertag hell genug. Deshalb sollten wir möglichst viel Zeit im Freien sein. Besonders wirksam ist dies in den *Morgenstunden.* Ein morgendlicher Spaziergang oder der Fußweg zur Arbeit ist deshalb unbedingt empfehlenswert. Wesentlich ist dabei, dass das Licht ungehindert in die Augen einfallen kann. Wenn eine Sonnenbrille benötigt wird, ist deshalb eine mit 100 % UV-Schutz und hellen Gläsern sinnvoll.

Wenn ein Aufenthalt im Freien nicht möglich ist, sollte morgens *helles künstliches Licht* angemacht werden. Dies kann auch zusätzlich erfolgen. Am besten sind weiße LEDs oder auch spezielle Lichtlampen geeignet. Letztere sind im medizinischen Fachhandel zu erwerben.

Die Beleuchtung in den Wohn- oder Arbeitsräumen muss untertags hell sein, aber angenehm und nicht kalt oder grell. Sie sollte zudem auf die Tageszeit abgestimmt sein, wobei *weiß-bläuliches Licht aktiviert* und deshalb morgens günstig ist. Sehr wichtig ist aber, bereits im Laufe des Nachmittags und abends auf warmes, beiges oder rötliches Licht umzusteigen. Es beruhigt, entspannt und fördert am Abend die Müdigkeit.

Laden Sie sich eine App zur Messung von Lux-Werten herunter und messen Sie einmal die Lichtintensitäten in Ihrer Wohnung am hellsten Platz und suchen Sie den Bereich, in dem es abends am gemütlichsten ist. Notfalls statten Sie diese Plätze mit neuem Licht aus. Am hellsten Platz halten Sie sich morgens und vormittags auf, am besten zum Frühstücken oder arbeiten. Den gemütlichsten Platz mit gedämpftem Licht sollten Sie für abends vorsehen.

Mittagsschlaf

Ein Mittagsschlaf hilft dabei, den Tagesablauf zu strukturieren. Er ist für fast alle Altersgruppen höchst sinnvoll und empfehlenswert.

Der Sinn und Zweck eines regelmäßigen Mittagsschlafes wird durch die chronobiologische Tatsache begründet, dass der Körper gegen 13:00 Uhr unabhängig von der Nahrungsaufnahme Schwäche zeigt und dadurch ein Schlafbedürfnis entsteht. Dieser natürlichen Müdigkeit sollte der Mensch entsprechend nachgeben, da man nach einem kurzen Mittagsschlaf erheblich leistungsfähiger und konzentrierter ist und eine deutlich bessere Stimmung hat.

Zur körperlichen und geistigen Erholung sowie zum Wiedererlangen der Leistungsfähigkeit reichen wohl 20 bis 30 Minuten aus. Zur Gedächtnisbildung z. B. nachdem Lernen sollte der Schlaf aber schon eine Stunde dauern. Zum *Ausgleichen eines Schlafdefizits* aus der vorhergehenden Nacht scheint jedoch nach heutigem Wissensstand ein Mittagsschlaf von ca. 90 Minuten die beste Möglichkeit zu sein, Tiefschlaf bzw. seine Effekte für die körperliche Gesundheit „nachzuholen".

Bei Menschen *mit Einschlafstörungen* muss das Halten eines Mittagsschlafs jedoch abgewogen werden, denn er baut den bis dahin entstandenen Schlafdruck ab und lässt einen dann abends nicht müde werden. Ist dennoch mittags Müdigkeit vorhanden, dann sollte nur kurz geschlafen werden und nicht mehr zu spät am Nachmittag. Liegt aber ein echtes Schlafdefizit vor, das sich beispielsweise in einer Reduzierung der Leistungsfähigkeit untertags und Tagesmüdigkeit zeigt, ist ein Mittagsschlaf durchaus zu empfehlen!

Sie sollten also gut abwägen, ob bei schlechtem, zu kurzem oder gestörtem Schlaf ein Mittagsschlaf für Sie sinnvoll ist oder nicht.

Nachmittagskaffee/Tee/Nikotin vermeiden

Menschen mit Schlafstörungen sollten darauf achten, nach dem Mittagessen *keine koffeinhaltigen Getränke* mehr zu sich zu nehmen (Weeß 2016). Koffein kann mehrere Stunden wirken. Kaffee ruft Veränderungen in den Gehirnströmen hervor, die sogar noch nach 12 Stunden messbar sind (Walker 2018) und einen womöglich wachhalten.

Koffeinähnliche Stoffe sind auch im schwarzen, grünen und weißen Tee enthalten. Sie heißen Teein, sind aber chemisch mit fast Koffein identisch. Teein wirkt langsamer als das Koffein im Kaffee, hält aber deutlich länger an. Coca Cola enthält ebenso wie viele moderne Energydrinks Koffein.

Auch *Raucher schlafen häufig schlecht*. Der Grund dafür ist, dass Nikotin stimulierend und aktivierend wirkt und dieser Effekt mehrere Stunden anhalten kann.

Körperliche Aktivität/Sauna zur richtigen Tageszeit
Zur Förderung eines gesunden Schlafes wird regelmäßige und moderate körperliche Aktivität in Form eines sanften Ausdauertrainings wie Nordic Walking oder Wandern empfohlen. Am besten sollte der *Sport im Freien stattfinden*, denn dort wirkt gleichzeitig das helle Tageslicht ein.

Dass körperliche Aktivität, gemäßigter Sport und körperliche Bewegung müde machen ist schon lange bekannt, die schlaffördernde Wirkung ist belegt. Allerdings muss *körperliche Anstrengung vor dem Schlafengehen* unbedingt vermieden werden. So sollte man am Abend, ca. 3 Stunden vor dem Zubettgehen (Holzinger und Klösch 2018) *keinen intensiven Sport* mehr betreiben, da körperliche Aktivität den Körper aufheizt, was guten Schlaf behindert. Außerdem bildet der Körper bei intensivem Sport rauschgiftähnliche Substanzen, die zwar glücklich machen, aber auch aktivieren und den Schlaf behindern. Ausnahme ist das sexuelle Engagement, das – sofern es positiv empfunden wird - entspannend und schlaffördernd ist (Ehrig und Voderholzer 2014).

Gleiches gilt für die *Sauna am Abend*: In der finnischen Sauna kommt es zu einer Erhöhung der Temperatur um ca. 2 °C, es wird also *Fieber erzeugt*. Ähnlich verhält es sich auch in den feuchten Saunen wie dem Dampfbad. Die erhöhte Körperkerntemperatur sollte allerdings in der Regel 15 Minuten nach richtig durchgeführter Abkühlung (Tauchbecken, Güsse etc.) wieder auf den Ausgangswert zurück gegangen sein (Engel 1990). Manche Menschen haben nach der Sauna Schlafstörungen, andere schlafen gut nach abendlichen Saunagängen. Konkrete Studienergebnisse liegen dazu bislang jedoch nicht vor. Saunaabhängige Schlafstörungen können insbesondere bei ungeübten Saunagängern oder Menschen mit eingeschränkter thermischer Regulationsfähigkeit dadurch entstehen, dass es bei ihnen länger dauert, bis der Körper wieder im Normalzustand ist.

Unter entsprechender Abwägung wird empfohlen, die Sauna *mindestens zwei Stunden vor dem Schlafengehen beendet* zu haben. Wenn Sie jedoch ohnehin unter Schlafstörungen nach dem Saunieren leiden, sollten Sie die Besuche spätestens am frühen Nachmittag einplanen.

Klare Abtrennung des Abends vom Alltag: Feierabend
Machen wir uns alte Bedeutung des „Feierabends" klar: Die Menschen sind vom Feld nach Hause gegangen und haben das Ende des Arbeitstages in Ruhe und Muße genossen. In manchen ländlichen Gebieten wird auch heute noch der Feierabend durch Kirchenglocken „eingeläutet". Am besten entziehen wir uns allmählich allen Aufgaben und Problemen des Alltags und legen die Gedanken an Verpflichtungen und Belastungen des nächsten Tages ab. Dies kann z. B. dadurch geschehen, dass man die Bekleidung für den nächsten Tag bereits herausrichtet und zu erledigende Dinge in einer ToDo-Liste niederschreibt.

Eine *rituelle Trennung zwischen Alltag und Feierabend* kann z. B. aus dem Wechsel der Kleidung, einem Entspannungsbad, einigen Tai Chi-Übungen oder einem entspannendem Tee bestehen. Auch eine allmähliche *Verringerung geistiger Anstrengung* vor dem Zubettgehen ist angeraten, da wir sonst nicht „abschalten" können. Das betrifft auch belastende Gespräche oder Konflikte, die beim Einschlafen noch beschäftigen und damit den Schlaf stören. Wenn Belastungen vorhanden sind, dann ist es sinnvoll, sie aufzuschreiben und damit abzulegen. Wichtig ist, zur Ruhe zu kommen!

Vor allem auf das Bearbeiten dienstlicher Angelegenheiten wie E-Mails oder Telefonate nach Feierabend sollte unbedingt verzichtet werden!

5.2 Rund um die Nacht

5.2.1 Am Abend

Frühes und leichtes Abendessen
Ein frühes Abendessen ist für den guten Schlaf besonders günstig, da dann bis zur Schlafenszeit die Aufbereitung der Speisen im Magen schon erfolgt ist. Deshalb sollte man ca. *vier Stunden vor dem Zubettgehen Abendessen* (Zulley 2005).

Nachts setzt die Verdauung der Nährstoffe im Darm ein. Darum sind schwer verdauliche und fette Mahlzeiten abends nachteilig. Darunter fallen auch Vollkornprodukte, die vom Darm nicht aufgespalten werden können. Insbesondere aber Salat, Obst und manche Gemüse sowie Rohkost aller Art, können durch ihre *blähenden Eigenschaften* den Schlaf beeinträchtigen.

Dagegen scheinen *kohlehydratreiches Essen* wie Reis, Nudeln, Kartoffeln und *fettarmer Fisch bzw. mageres Fleisch sowie gedünstetes Gemüse* für gutes Schlafen günstig zu sein (Wilke und Wilke 2021). Diese Erkenntnis im Sinne der Schlafförderung, steht allerdings im Gegensatz zu den Empfehlungen der Ernährungsmedizin, die unter dem Aspekt des Nicht-Zunehmens kohlehydratarme Kost für den Abend vorgibt. Wenn es aber um guten Schlaf geht, sollte dies entsprechend abgewogen werden!

Guter Schlaf kann wohl außerdem durch L-Tryptophan unterstützt werden. Diese Aminosäure wird vom Körper als Vorstufe für die Bildung von Melatonin verwendet und kann durch den Verzehr von bestimmten Lebensmitteln aufgenommen werden.

Ein *frühes Abendessen* ist darüber hinaus auch günstig, weil der Zeitraum bis zur nächsten Nahrungsaufnahme beim Frühstück verlängert wird. Dadurch kann in der Nacht die sog. Autophagie (Deutsches Ärzteblatt 2016) stattfinden, bei der die Körperzellen von Ballast gereinigt werden. Die Autophagie findet in der Regel den ganzen Tag über in geringem Ausmaß statt. Sie ist intensiver wenn kein Nahrungsnachschub vorhanden ist. Wenn jedoch die ganze Nacht Nahrung zu verarbeiten ist, wird dieser Regenerationsstoffwechsel länger unterbrochen (Wilke und Wilke 2021). Dies kann durch frühes Abendessen zumindest weitgehend vermieden werden. Darüber hinaus steht die Autophagie wohl auch in engem Zusammenhang mit dem Immunsystem, das wiederum nachts aktiv ist.

Aber Sie sollten auch *nicht hungrig schlafen gehen*! „Dinner Canceling" ist nicht günstig. Ist das Abendessen allerdings erst kurz vor dem Schlafengehen möglich, sollte es nur noch eine Kleinigkeit sein.

Warmes und gedämpftes Licht am Abend

Helles künstliches Licht abends aktiviert und unterdrückt die Melatoninausschüttung. Wenn wir z. B. mit hellem Licht am Abend lesen oder eine große Deckenbeleuchtung im abendlichen Wohnzimmer strahlt, *dreht sich damit die innere Uhr praktisch zurück*. Dies geschieht in einer Größenordnung, die der Zeitspanne der Lichtexposition entspricht. Deshalb „meint" dann der Körper, es ist noch viel früher und noch keine Zeit zum Einschlafen. Der chronobiologische Rhythmus wird so durcheinandergebracht.

Abends braucht es eine sanfte Beleuchtung. Die Lichtverhältnisse in einem Wohnzimmer betragen in der Regel etwa 200 Lux. Dies macht zwar nur wenige Prozent vom normalen Tageslicht aus, reduziert aber bereits die Ausschüttung des Melatonins um 50 % (Walker 2018). Dieses Zahlenbeispiel zeigt, wie wichtig ein richtiges Lichtkonzept für guten Schlaf ist.

Für einen guten Schlaf muss das Licht abends unbedingt gedämpft und *warm sein bzw. rötliche Töne enthalten.* Es muss sich von der Beleuchtung tagsüber deutlich unterscheiden. Rötliches oder beige-warmes Licht abends ist deshalb so wichtig, weil die Lichtrezeptoren in der Netzhaut der Augen besonders blau-empfindlich sind. Deshalb nehmen sie blaues Licht (Blaulicht), das Wellenlängen von 380 bis ca. 500 nm umfasst, besonders gut auf. LED-Licht ist dabei abends besonders ungünstig, weil es nur monochromatisch, d. h. jeweils in einem bestimmten Farbbereich (Rot, Grün, Blau und Gelb) hergestellt bzw. eingefärbt wird. Weißes LED-Licht wird durch Mischung von einzelnen Komponenten wie Blau und Gelb erzielt, beinhaltet aber immer einen starken Blauanteil. Selbst die warmweißen LEDs enthalten noch relativ viel Blau. Das Licht der alten Glühbirnen war abends wesentlich günstiger und hat sich bei gleicher Lux-Zahl nur halb so stark auf das Einschlafen und Durchschlafen ausgewirkt (Walker 2018). LED-Licht beeinträchtigt somit die abends dringend nötige Melatoninausschüttung.

Das Licht sollte auch möglichst nicht von der Decke strahlen, sondern *tief liegen.* Dies gibt uns das Gefühl sicher und beschützt zu sein. Früher saßen oder lagen die Menschen abends ums Lagerfeuer und einer wachte, dass keine wilden Tiere oder Feinde angriffen. So konnten sich die Ureinwohner sicher fühlen und ruhig schlafen. Durch die Evolution auf heute übertragen, vermittelt das tiefe, rötliche Licht ein Gefühl der Sicherheit und Geborgenheit und hilft, zu entspannen. Aus diesem Aspekt heraus, ist Kerzenlicht ideal. Deshalb sollten Sie sich überlegen, eine niedrige Tischlampe mit einem rötlichen Schirm oder große Bodengläser mit *roten Kerzen als Beleuchtungsmittel abends* zu nutzten.

Keine IT-Nutzung vor dem Einschlafen

Viele Menschen verbringen die Abendstunden vor dem PC, Tablet, mit dem Smartphone oder vor dem Fernseher (s. u.). Vor dem Einschlafen im Internet surfen, das Smartphone nutzen und Mails checken, ist ein NoGo und definitiv schlafstörend!

Dies ist schon allein durch die Helligkeit der Bildschirme und damit das *in die Augen einfallende Licht* begründet. Die Produktion des schlaffördernden Melatonins wird unterbrochen und man kann nicht schlafen. Darüber hinaus enthalten Computerbildschirme, Tablets und Smartphones sehr viel Blaulicht (s.o.). Der *Anteil des blauen Lichts* vermindert die Melatoninsynthese während des ganzen Zeitraums des bestehenden Lichteinflusses zusätzlich.

Das *Lesen von E-Books* ist ebenso ungünstig, da sie ebenfalls blau-intensive LED-Displays haben. Eine Untersuchung zeigte sogar, dass das abendliche

Lesen in einem E-Book bzw. einem I-Pad die Freisetzung von Melatonin um 50 % gegenüber dem Lesen eines gedruckten Buches in Papierform herabsetzt (Chang et al. 2015). Dieser Effekt hält mindestens noch 15 Minuten nach Ausschalten der Lichtquelle an (Tähkämö et al. 2018). Danach findet wieder eine ungebremste Melatoninausschüttung statt. Allerdings wird bereits während des Lesens schon weniger Melatonin gebildet und damit *die innere Uhr vorgestellt*. Der Schlaf wird dadurch also um die halbe Zeit der Mediennutzung plus mindestens 15 Minuten nach später verschoben. Wird jedoch fünf Nächte in Folge vor dem Schlafengehen in einem E-Book gelesen, verschiebt sich der chronobiologische Rhythmus bereits um 90 Minuten! Die innere Uhr wird dadurch phasenversetzt und nur allein durch das helle, blaue Licht des E-Books wird *dem Körper vorgegaukelt, es wäre noch zu früh zum Schlafen*.

Viele Menschen nutzen deshalb beim abendlichen IT-Gebrauch den *blau-filternden Nachtmodus*. Allerdings wird der Effekt auf den Schlaf kontrovers diskutiert. Der Melatoninspiegel wird durch die Reduktion des blauen Anteils zwar nicht mehr so stark unterdrückt (Nagare et al. 2018), aber nur wenn gleichzeitig die Helligkeit vermindert wird, was dann wieder das Lesen beeinträchtigt. Trotzdem bleibt im Nachtmodus ein ungünstiger Effekt mit weniger Melatoninproduktion bestehen. Dies unterstreicht eine aktuelle Studie mit Jugendlichen (Duraccio et al. 2021), die ein Gerät mit aktiviertem Nachtmodus nutzen. Sie wiesen trotzdem eine signifikant schlechtere Schlafqualität wie eine Kontrollgruppe, die vor dem Einschlafen kein Smartphone benutzte, auf.

Zusätzlich kann die *geistige und emotionale Aktivierung*, unabhängig von der Lichtintensität und dem blauen Spektralanteil, ebenfalls einen schlafstörenden Effekt hervorrufen.

Von der Nutzung von sog. Schlaf-Apps wird abgeraten. Ihr Nutzen ist nicht ausreichend belegt. Da die meisten Bewegungen unmittelbar vor und nach dem REM-Schlaf stattfinden, messen die *Schlafüberwachungs-Apps* diese und konstruieren daraus den Schlafverlauf. Auf diese Weise funktioniert dann auch das Wecken während bzw. unmittelbar nach einer morgendlichen REM-Phase. Es ist jedoch davon auszugehen, dass das neben einem liegende, eingeschaltete Gerät den Schlaf unbewusst mehr stört, als die Ergebnisse der Messungen für den Schläfer bringen. Auch die *elektromagnetische Strahlung* könnte sich gesundheitsschädigend und schlafstörend bemerkbar machen – dies ist freilich bis heute nicht abschließend geklärt. WLAN sollte nachts ebenfalls ausgeschaltet sein.

Generell sollten *Handy oder Smartphone nachts ausgeschaltet werden*, denn allein das Gefühl es könnte jemand stören, lässt einen schlechter schlafen. Der Meldeton einer Nachricht oder Mail ist meist so durchdringend, dass er sogar durch eine geschlossene Tür zu hören sein kann. Gerade Menschen mit Schlafstörungen tun sich nach Meinung der beiden Schlafmediziner Christian Ehrig und Ulrich Voderholzer (2014) selber einen Gefallen, wenn sie Ihr Smartphone nachts ausschalten und außerhalb des Schlafzimmers lassen.

Das Beste ist: Verbannen Sie Computer, Smartphone, Tablet und E-Book aus Ihrem Schlafzimmer!

Raumtemperatur vor dem Schlafengehen senken

Wie in diesem Sachbuch mehrfach beschrieben, ist eine *Temperaturabnahme im Körperinneren zum Einschlafen elementar*. Wir können sie durch eine rechtzeitige Drosselung der Heizung in dem Raum, in dem wir uns zuletzt aufhalten, unterstützen.

Verweilen Sie sich also nicht kurz vor dem Zubettgehen in einem stark geheizten Raum! Es ist klug die Raumtemperatur rechtzeitig zu vermindern.

Wecker für Zubettgehzeit stellen

Dieser Vorschlag mag zwar ungewöhnlich klingen, er ist aber zweckdienlich. Für einen guten Schlaf ist Regelmäßigkeit elementar und gesundheitsfördernd. Der Mensch gewöhnt sich an einen festen Rhythmus. Deshalb ist es gut, jeden Tag möglichst zur gleichen Zeit schlafen zu gehen und morgens aufzustehen. Die akustische Erinnerung an die *optimale Zubettgehzeit* ist somit sehr sinnvoll (Walker 2018).

Wenn Sie es nicht von alleine schaffen, zu einer bestimmten Zeit ins Bett zu gehen, dann lassen Sie sich doch daran erinnern!

Kein Alkohol als Schlafmittel

Alkohol hilft zwar zum schnellen Einschlafen, weil er entspannend wirkt und müde macht. Er *unterdrückt jedoch den Tiefschlaf und den REM-Schlaf. Man erwacht häufiger* und der Schlaf ist nicht mehr erholsam. Schon geringe Mengen Alkohol können den Schlaf beeinträchtigen und scheinen auch die Gedächtnisbildung zu beeinflussen.

Deshalb sollte Alkohol weitgehend vermieden und keinesfalls als Schlafmittel eingesetzt werden. Biertrinker können auf alkoholfreies Bier ausweichen. Der darin enthaltene Hopfen entspannt und beruhigt und kann das Einschafen erleichtern – allerdings sind in den alkoholfreien Produkten meist große Mengen an Zucker enthalten.

Fernseher rechtzeitig ausmachen

Nach den Angaben des Statistischen Bundesamtes besaßen bereits im Jahr 2016 fast alle deutschen Haushalte mindestens einen Fernseher. Die modernen

Flachbildschirme haben entweder Plasma- oder LED-Bildschirme! Deshalb enthalten *auch sie einen hohen Anteil blaues Lichts* (Blaulicht), das sich verzögernd auf das Einschlafen bzw. schlafstörend auswirken kann. Es wird jedoch häufig argumentiert, dass der Abstand zum Fernseher größer ist als zum PC. Allerdings sind die modernen Geräte auch weitaus größer als ein PC. Deshalb wäre es vernünftig, den Fernseher mindestens 15 Minuten vor dem Verlassen des Fernsehzimmers, *besser ca. 60 Minuten vor dem Schlafengehen auszumachen* (Zulley 2005)! Notfalls kann auch eine Sonnenbrille mit gelben bzw. ockerfarbenen, Blautöne absorbierenden Gläsern, vor dem Fernseher weiterhelfen.

Spätabendliches Fernsehen ist eine der *häufigsten Ursachen für Schlafmangel.* Über 80 % der Berufstätigen sehen abends Filme und Serien, viele schlafen davor ein. Es ist allerdings aus mehreren Gründen ungünstig, vor dem Fernseher einzuschlafen, denn dabei wird der untertags aufgebaute *Schlafdruck vermindert* und die Müdigkeit verringert. Zusätzlich aktiviert man sich beim Zubettgehen wieder, was ebenfalls das Einschlafen verzögert.

5.2.2 Beim Zubettgehen und zum Einschlafen

Einschlafritual

Rituale vor dem Schlafengehen unterstützen die zeitliche Ordnung im Lebensablauf und helfen, zügig einschlafen zu können. Das Einschlafritual soll den Übergang zum Schlafen markieren. Wichtig ist dabei, dass *das Ritual konsequent jeden Abend dasselbe* ist. Es konditioniert Körper und Seele auf das Einschlafen und den kommenden Schlaf.

Das Einschlafritual ist *ganz individuell* und sollte immer am selben Platz – idealerweise schon im Schlafzimmer - bei geeignetem Licht (s. o.) vorgenommen werden. Es kann aus dem langsamen Trinken einer heißen Milch mit Honig oder eines Kräutertees bestehen, dem Hören von leiser, entspannender Musik oder ein paar Minuten Sitzen im Lieblingsstuhl, der im gemütlichen Schlafzimmer steht, und in dem an „nichts" oder an etwas Schönes gedacht wird. Man kann auch fünf Dinge des vergangenen Tages aufschreiben, für die man dankbar ist. Dadurch werden die Gedanken von den Belastungen des Tages abgelenkt und auf das Positive im Leben gerichtet. Durch die regelmäßige Niederschrift in einem sog. Dankbarkeitstagebuch kann eine deutliche Verbesserung des Schlafes bzgl. Erholungseffekt und Schlafqualität belegt werden (Ehrig und Voderholzer 2014). Auch - wie als Kind - eine „Gute-Nacht-Geschichte" lesen oder ein entspannendes Hörbuch sind geeignet. Selbst ein „Betthupferl" oder ein Gute-Nacht-Kuss kann bei Kindern und Erwachsenen eine rituelle Handlung sein, die das Einschlafen unterstützt.

Für religiöse Menschen oder bei Kindern kann ein Abendgebet hilfreich und ein Ritual sein. Mit dem Gebet schafft sich der Mensch ein Geborgenheits- und Sicherheitsgefühl. Die Verantwortung für den guten Schlaf wird abgegeben und (etwa im christlichen Glauben an Gott oder einen Schutzengel) delegiert. Der Betende lässt den vergangenen Tag nochmal Revue passieren, bedankt sich für den guten Tag und konditioniert sich somit positiv, bittet ggf. aber auch um Rat und um Schutz für die Nacht. Für Erwachsene und Kinder gibt es zahlreiche „Gute-Nacht-Gebete".

Wenn auch Erwachsene gerne ein Kuscheltier an der Seite haben, und dies zum Einschlafen vielleicht in den Arm nehmen, ist das kein Grund, sich zu schämen, sondern der verständliche Wunsch nach Nähe und Geborgenheit. Gerade für alleinschlafende Personen, ist dies ein wichtiges Thema. Händchenhalten oder Körperkontakt mit Partner/Partnerin kann das Kuscheltier aber gut ersetzen.

Egal was Sie tun, Hauptsache Körper und Psyche erhalten damit das *Signal* zum Entspannen und Einschlafen.

Mein Bett und das angenehme, gemütliche Schlafzimmer

Das Bett sollte zu uns gehören, gern gemocht und ein eigenes Möbel sein („Mein eigenes Bett"), in dem wir uns wohlfühlen und das wir *gerne aufsuchen.* Das fängt bei der passenden Ausstattung an, wobei alles genau dem eigenen Bedürfnis entsprechen sollte: Matratze und Unterbau hart oder weich und aus einem angenehmen Material. Es dürfen auf keinen Fall schlafstörende Schmerzen im Rücken oder Nacken hervorgerufen werden. Je nach Bedarf große oder Nackenkissen, eine dicke oder dünne Zudecke, die leicht und luftdurchlässig und auch groß genug sein sollte, um einen immer bedeckt zu halten. Dies ist wichtig, da der Mensch nachts etwa 20 große und 50 kleine Bewegungen macht (Zulley 2018). Deshalb sollte das Bett groß, d. h. lang und breit genug sein. Für das Bettzeug sind angenehme Materialien, Farben und ggf. Muster ideal. An der Ausstattung des Bettes sollte weder vom zeitlichen Aufwand *genau das richtige Bett auszusuchen,* noch von finanzieller Seite her gespart werden.

Im gemeinsamen Schlafzimmer sollten Matratze und Bettdecke getrennt sein. Wenn ein Bettpartner, aus welchen Gründen auch immer, ein „Störenfried" ist, kann auch der Umzug in getrennte Räume die Schlafqualität deutlich fördern. Dies ist vor allem bei Frauen der Fall, die viel störungsempfindlicher sind und deutlich flacher und schlechter schlafen als Männer. Darauf weist auch eine Untersuchung des Verhaltensforschers John Dittami (2007) hin, nach der Frauen ohne ihren Partner besser schlafen. Bei Männern scheint dies jedoch umgekehrt zu sein: Sie schlafen ruhiger und erholsamer, wenn sie die Nacht neben ihrer Partnerin verbringen.

Das Schlafzimmer sollte *ganz auf Schlafen ausgerichtet* sein. Es darf nicht als Lagerraum für Haushaltsgegenstände oder Sonstiges genutzt werden und nichts, was an die Anstrengungen und Belastungen des Alltags oder die Arbeit erinnert, beherbergen. Deshalb gehören Computer oder Laptop, Tablet, eigentlich nicht einmal ein Schreibtisch ins Schlafzimmer. Auf Elektrogeräte, Telefon bzw. Handy, Radiowecker und auch Fernseher sollte verzichtet werden. Das Schlafzimmer, in dem sehr viel Lebenszeit verbracht wird, muss über eine *angenehme Atmosphäre* zum Wohlfühlen verfügen.

Die Farbgestaltung von Wänden und Möbeln ist am besten sanft und ruhig. Persönliche, positive Bilder oder Landschaftsbilder wie Waldfotos an den Wänden beruhigen und erfreuen. Auch ein natürliches Raumklima durch den Einsatz *natürlicher Materialien* ist sinnvoll. Eine angenehme Umgebung kann auch durch helles Holz, im Optimalfall kaum oder gar nicht imprägniertes Echtholz, befördert werden. In letzter Zeit wird häufig Zirbenholz empfohlen. Dabei ruft vor allem Terpen, ein ätherisches Öl der Nadelbäume, den typischen Holz- und Waldgeruch hervor. Es wirkt sich positiv auf Emotionen und das Wohlbefinden aus und beruhigt. Die Bedeutung der Terpene auf die Gesundheit wird allerdings nach heutigem Wissensstand überschätzt (Schuh und Immich 2019). Es fehlen belastbare Daten um nachhaltige gesundheitsfördernde Effekte von Terpenen auf den Menschen oder mögliche Wirkmechanismen zu belegen. Wichtig ist auf alle Fälle, sich bei der Ausstattung des Schlafzimmers mit Naturhölzern fachlichen Rat einzuholen, denn sehr hohe Terpenkonzentrationen können die Schleimhäute von Augen, Nase und Rachen reizen und Kopfschmerzen auslösen (Baubiologie Magazin 2019). Ursächlich scheint dafür das Ausgasen von Terpen und eine falsche Verarbeitung der Holzmaterialien mit hohen Lösungsmittelkonzentrationen sein. Befindlichkeitsstörungen treten vor allem auf, wenn zu wenig gelüftet wird (Umweltbundesamt 2019).

Das Schlafzimmer muss abzudunkeln und möglichst ruhig sein. Das Licht sollte, wie oben beschrieben, angenehm gedämpft, warm und eher rot-rose oder beigetönig sein. Abends, für gutes Schlafen und beim nächtlichen Aufstehen ist *jede Art von hellem Licht kontraproduktiv*! Dazu gehört im Grunde sogar die Nachttischlampe, da schon ganz schwaches Licht von ca. 10 Lux die Freisetzung des nächtlichen Melatonins verzögert (Walker 2018). Ein kleinerer rötlicher Lichtkegel, in den man nicht direkt hineinschaut bzw. der von den Augen weggerichtet ist, kann dies ein wenig abschwächen, ebenso wie spezielle Nachtlichter mit weichen Farben, die beispielsweise als Bettumrandung oder „Lichtspuren" angebracht werden.

Das Schlafzimmer sollte in den Sommermonaten vor dem Licht der aufgehenden Sonne in den frühen Morgenstunden geschützt sein, damit man dann nicht schon aufwacht. Später kann Sonnenlicht allerdings hilfreich zum Aufstehen sein.

Zusammenfassend sollten Sie sich zumindest Ihr Bett, besser noch das Schlafzimmer ganz nach Ihren individuellen Wünschen ausstatten! Für guten Schlaf ist enorm wichtig, ein gutes Bett zu haben. Scheuen Sie dafür nicht Zeit und Geld! Sorgen Sie für ein gemütliches Schlafzimmer mit Wohlfühlatmosphäre und angenehmer Temperatur (s. u.)! Statten Sie Ihre Nachttischlampe mit einem roten Schirm aus oder verwenden Sie Leuchtkörper mit weichem, rötlichem oder beigem Licht.

Temperatur im Schlafzimmer individuell
Das Schlafzimmer sollte vor dem Zubettgehen gut gelüftet werden. Die Schlafzimmertemperatur ist *individuell angenehm*, nicht zu hoch und nicht zu kühl. Für viele Menschen sind Temperaturen um 18 °C am besten, dies wird auch von vielen Experten empfohlen, da sich der Körper zum Schlafen leicht abkühlen muss (s.u.). Allerdings schlafen manche Menschen bei etwas höheren Temperaturen besser.

Dabei ist wichtig zu wissen, dass das Temperaturempfinden individuell sehr unterschiedlich ist. So frieren Frauen eher als Männer, weil sie u. a. eine geringere Fettschicht um den Rumpf haben und damit der Körperkern nicht so warm gehalten wird, wie bei Männern. Auch schlanke oder dünne Menschen sind kälteempfindlicher als Dicke, deren Fettgewebe die inneren Organe wärmt. Viele weitere Faktoren wie der Abhärtungszustand bestimmen zusätzlich, wie die Temperatur im Raum empfunden wird.

Die Schlafzimmertemperatur sollte somit *ganz geregelt* werden. Solange man gut schläft, sind auch etwas höhere Temperaturen (um die 20 °C) kein Thema.

Dies kann allerdings zu erheblichen Konflikten in der Partnerschaft führen. Wenn keine Einigung erzielt werden kann, wobei auch Kompromisslösungen den Schlaf noch erheblich stören können, dann sollte tatsächlich über getrennte Schlafzimmer nachgedacht werden.

Dies betrifft auch das Lüften während der Nacht, das Schlafen bei geöffnetem Fenster bzw. das Schrägstellen eines Fensters. Von letzterem muss aus medizin-klimatologischer Sicht abgeraten werden, denn das *Schrägstellen* ermöglicht durch den geringen Luftstrom keinen entsprechenden Luftaustausch und führt nur zu einer Abkühlung der Wände. Der leichte Luftstrom vom Fenster kann im Übrigen auf den im Bett liegenden Menschen auftreffen. Dies ist ungünstig, weil es sich dabei um eine sog. laminare, d. h. gleichmäßige Luftströmung handelt. Trifft sie auf den schlafenden Körper, reagieren die Kälterezeptoren der Haut nicht adäquat, es werden keine Gegenmaßnahmen wie z. B. eine Verengung der Hautgefäße eingeleitet, und der Mensch kühlt aus. Dies muss nicht unbedingt zu einer Erkältung führen, stört aber durch das Kälteempfinden auf alle Fälle den Schlaf. Ähnliches kann beim Schlafen mit komplett geöffnetem Fenster gelten, wobei hier noch Ängste vor Einbrechern oder hereinfliegenden bzw. -krabbelnden Insekten hinzukommen können. Lüften und Schrägstellen kann sich dementsprechend als Schlafstörer herausstellen.

Das Bett sollte außerdem nicht direkt oder nahe am Fenster bzw. an einer schlecht isolierten Außenwand stehen, denn auch die Abkühlung von Fenster oder Wand her könnte den Schlaf beeinträchtigen. Häufig wird empfohlen, das Schlafzimmer schon untertags kalt zu lassen und nicht zu heizen. Ein kaltes, manchmal auch feucht-kaltes Bett zwingt den Körper jedoch zu schlafbeeinträchtigenden Abwehrmaßnahmen.

Die Schlafzimmertemperatur sollte so sein, wie es Ihnen individuell angenehm ist. Lassen Sie sich nicht einreden, es sei gesund in einem kalten Raum zu schlafen. Nur wenn Sie Schlafstörungen haben und es recht warm im Schlafzimmer ist, dann sollten Sie unbedingt eine niedrigere Temperatur ausprobieren.

Bett nur zum Schlafen

Das Bett sollte nur zum Schlafen genutzt werden! Fernsehen, Arbeiten, am Tablet oder Notebook spielen oder surfen und weitere Tätigkeiten im Bett, ausgenommen positiv empfundene sexuelle Aktivitäten (Holzinger und Klösch 2018), sind weitgehend zu vermeiden. Der Grund dafür ist, dass das *Bett in unserem Gehirn als Schlafplatz verankert* wird und wir uns deshalb beim Anblick des Bettes schon aufs Schlafen einstellen und darauf freuen. Arbeiten Sie also nie im Bett!

Keine kalten Füße

Kalte Füße verhindern das Einschlafen, vor allem viele Frauen leiden darunter. Warme Füße helfen, die Einschlafzeit deutlich zu verkürzen. Es ist hilfreich, *kalte Füße* durch ein warmes Fußbad oder mit einer Wärmflasche zu erwärmen. Auch Bettsocken sorgen für warme Füße.

Milde Wärmemaßnahmen

Leichte Wärme ist schlaffördernd, genauso wie abendlicher Wärmeentzug (s. u.) durch leichte Kaltanwendungen. Sie köne sich aussuchen, was Sie lieber haben, denn – auch wenn es eigenartig klingt – beides führt zu demselben Effekt.

Milde Wärmeanwendungen sorgen durch die erhöhte Hautdurchblutung dafür, dass Wärme aus dem Körperinneren in die Haut strömt und dadurch die Körperkerntemperatur zur Nacht hin absinkt, was - wie Sie bereits wissen - unbedingt notwendig ist. Sehr geeignet ist ein warmes (aber nicht heißes!) abendliches Bad, das zusätzlich mit entspannenden Zusätzen wie Lavendel versehen werden kann. Zu vermeiden sind länger anhaltende Wärmequellen im Bett, wie beispielsweise Heizkissen oder Heizdecken, da sie die Wärmeabgabe im Endeffekt behindern.

Abendlicher Wärmeentzug

Menschen mit warmen Füßen können das Einschlafen durch leichten Wärmeentzug wie durch eine kalte Fuß-Unterschenkel-Waschung oder das Tragen von feuchten, kühlen Stümpfen im Bett verkürzen, denn der *milde Kaltreiz* bewirkt nach seinem Absetzen eine reaktive Mehrdurchblutung der Haut mit der Folge, dass die Füße wohlig warm bleiben, aber der Körper Wärme nach außen abgeben kann.

Es hilft auch, Hände und Füße aus dem Bett zu strecken, aber nur, wenn sie gut durchblutet und warm sind. Dann kann der Körper über sie Wärme abgeben und dadurch besser schlafen.

Auch Kneippsche Anwendungen sind hervorragend für einen *schonenden abendlichen Wärmeentzug* und zur Schlafförderung möglich. Dazu gehören absteigende Bäder oder kalte Waschungen der Extremitäten und des Rumpfes. Sie werden ausführlich in einem nachfolgenden Kapitel zur Kneipptherapie beschrieben.

Nicht mit dem Fernseher einschlafen

Fernsehen direkt im Bett, eventuell sogar zum Einschlafen ist eine schlechte Angewohnheit! Manche Menschen können dabei trotzdem einschlafen. Dies ist zwar konträr zu dem unten beschriebenen „Vermindern der Sinne", liegt aber wahrscheinlich daran, dass ein großer Schlafdruck vorhanden ist. Das Fernsehen im Bett kann natürlich auch als rituelle Handlung gesehen werden, die dann zum Einschlafen verhilft. Absolut ungünstig ist es allerdings, wenn der Fernseher nachts weiterläuft, denn die *Geräusche des Fernsehers und auch das Licht verhindern tiefen Schlaf,* er bleibt flach.

Wenn Sie unter Schlafstörungen leiden, dann lassen Sie abends im Bett den Fernseher aus – Frühstücksfernsehen im Bett ist aber erlaubt!

Vorsicht beim Lesen zum Einschlafen

Lesen in einem E-Book oder bei hellem Licht ist – wie oben ausgeführt – zum Einschlafen kontraproduktiv. Aber auch das Lesen in einem „richtigen" Buch und bei schwächerem Licht vor dem Zubettgehen oder bereits im Bett, kann die Aktivität des Gehirns anregen und deshalb den Schlaf verzögern. Es hängt natürlich auch von der Art der Lektüre ab. Bei Schlafstörungen sollte man sie überprüfen. Nichts-desto-trotz wird Lesen im Bett *von vielen Menschen als entspannend angesehen* und sie berichten, dass sie gleich nach ein paar Seiten eingeschlafen sind. Denjenigen soll das Lesen nun nicht verdorben werden. Macht man dies regelmäßig bzw. immer vor dem Einschlafen, dann hat es auch sicherlich etwas *mit einer rituellen Handlung* zu tun, die wiederum schlaffördernd ist.

Sich auf den Schlaf freuen!

Der Schlaf ist ein ganz *besonderer Zustand des Gehirns*, das den ganzen Tag über niemals so aktiv und kreativ ist wie im Schlaf. Gleichzeitig wird die körperliche und psychische Gesundheit gestärkt. Deshalb sollten wir den *Schlaf sehr wertschätzen*.

Kuscheln Sie sich einfach ins Kissen, mümmeln sich fest ein und freuen sich auf die Nacht und den Schlaf!

Die Aktivität der Sinne vermindern

Mittels der fünf Sinne Sehen, Hören, Schmecken, Riechen und Fühlen kommuniziert der Mensch mit der Umwelt. Einschlafen bedeutet, dass sich die sinnliche Wahrnehmung von außen nach innen verlagert (Holzinger und Klösch 2018) und das Gehirn beim Schlafen weitgehend von der Umwelt abgetrennt ist. Nicht alle Sinne, aber die meisten müssen ihre Aktivität verringern:

Als erstes muss das Sehen „ausgebremst" werden, denn mit ihm nehmen wir 80 % aller Informationen aus der Umwelt auf. Dies geschieht durch ein dunkles Schlafzimmer oder das Aufsetzen einer Schlafbrille. Wir brauchen Dunkelheit zum Schlafen (s. u.)!

Der zweitwichtigste Sinn ist der Hörsinn, der auch emotional stark anspricht. Denken Sie nur an das Hören von *schöner Musik*, die entspannt und durchaus als Einschlafhilfe genutzt werden kann. Welche Musik dafür besonders geeignet ist, wird in einem eigenen Kapitel ausgeführt. Davon abgesehen muss der Hörsinn in einer ruhigen Umgebung zur Ruhe kommen. Deshalb soll es *weitgehend ruhig* im Schlafzimmer sein. Geräusche sind Schlafstörer, vor allem, wenn sie unregelmäßig sind, wohingegen leise monotone und gleichmäßige Geräusche unter Umständen sogar einschlaffördernd sein können. Der Hörsinn ist aber nie ganz ausgeschaltet und wir können im Schlaf noch etwas hören – sonst würden wir nicht durch den Wecker oder laute, plötzliche Geräusche geweckt werden.

Am empfindlichsten und komplexesten ist der Geruchssinn. Er lässt sich im Gegensatz zu den beiden oben genannten Sinnen nicht willkürlich ausschalten, da er mit der Atmung gekoppelt ist. Die Geruchswahrnehmung erfolgt über Nasenöffnung oder Rachenraum. Er wurde in der Evolution auch als Warnsensor gegen Rauch angelegt. Man kann im Schlaf Rauch riechen, was einen erweckt. Der Geruchssinn ist mit dem Emotionszentrum im Gehirn direkt verbunden, deshalb lösen Gerüche Gefühle und Erinnerungen aus. Es gibt bestimmte Düfte, die entspannend und beruhigend wirken und als Einschlafhilfe empfohlen werden (wie Lavendel oder Vanille, Weeß 2016). Da der Geruchssinn im Schlaf noch aktiv ist, wird in letzter Zeit in experimentellen Studien untersucht, ob beispielsweise Lerneffekte durch die Verknüpfung mit *bestimmten Düften* in der Nacht gesteigert werden können.

Unter dem sog. somatoviszeralen Sinn werden u. a. der Tastsinn und der Temperatursinn, der die Thermoregulation umfasst, eingegliedert. Mit dem Tastsinn können wir Berührungen verspüren, die uns sogar aufwachen lassen, wenn sie plötzlich kommen oder heftig sind. Er ist genauso wie der Temperatursinn, der uns auch im Schlaf auf Wärme und Kälte reagieren lässt, nicht willkürlich ausschaltbar.

Nicht sofort einschlafen wollen

Wenn wir den Abend bei hellem künstlichem Licht oder im Sommer noch bei Helligkeit draußen verbracht haben, *dauert es einfach eine Weile*, bis sich der Körper und das Gehirn auf Schlaf umgestellt haben (Walker 2018). Dazu ist die Bildung von Melatonin wichtig. Nach seiner Ausschüttung aus der Zirbeldrüse müssen erst einmal die Gefäße der Haut weitgestellt und mehr durchblutet werden, was dann die notwendige leichte Abkühlung des Körpers hervorruft. Dies braucht alles seine Zeit! Dementsprechend ist es normal, das sich das Einschlafen verzögert, wenn man sich aus hellem Licht kommend und ohne vorherige Vorbereitung ins Bett legt.

Sie sollten sich auch grundsätzlich *gar nicht* vornehmen, gleich einzuschlafen (Ehrig und Voderholzer 2014). Wenn Sie im Bett sind, sollten Sie entspannen, sich ein bisschen rekeln und das Liegen im Bett genießen. Denken Sie: „Ich bin mir sicher, dass ich bald einschlafe! Und wenn das etwas dauert, macht mir das gar nichts aus". Gut ist auch zu wissen, dass die Einschlafdauer meist als viel länger empfunden wird, als sie tatsächlich ist.

Kein Streit in der Partnerschaft

Das abendliche zur Ruhe kommen und Anspannungen loszulassen wird durch Stress in der Partnerschaft verhindert. Partnerschaftlicher Streit stört den Schlaf. Beim abendlichen Schlafengehen sollten Sie jeden Streit grundsätzlich vermeiden bzw. sich bereits wieder wirklich versöhnt haben.

Medikamente/Hausmittel

Bei fast jedem fünften der in Deutschland zugelassenen Medikamente werden unter „Nebenwirkungen" Schlafstörungen angegeben, u. a. weil die Inhaltsstoffe aktivieren. Besprechen Sie deshalb jede Einnahme mit Ihrem Arzt. Manchmal genügt es auch, nur die Tageszeit dafür zu ändern. Freiverkäufliche und pflanzliche Mittel können ebenfalls anregende Stoffe enthalten.

Auch Schlafmittel selbst können im Laufe der Zeit zu Schlafstörungen führen (Walker 2018). Außerdem *unterdrücken Schlafmittel die Tiefschlafphasen und die REM-Phasen* mit allen sich daraus ergebenden Folgen. Deshalb sollten wir möglichst darauf verzichten! Allerdings kann bei kritischen Lebenssituationen, die zu Schlafstörungen mit Auswirkungen auf das Tageserleben und zu Leistungseinschränkung am Tag führen, aus schlafmedizinischer Sicht die vorübergehende Einnahme eines Schlafmittels auch angemessen sein (Weeß 2016).

Melatonin als Schlafmittel wird unterschiedlich diskutiert. In den USA freiverkäuflich, ist es in Deutschland verschreibungspflichtig. Es sind aber auch zahlreiche rezeptfreie Melatoninpräparate als Nahrungsergänzungsmittel auf dem Markt. Die Einnahme sollte unbedingt vom Arzt verordnet werden, denn Melatonin ist unser wichtigstes zirkadianes Hormon und hat neben dem schlaffördernden Effekt zahlreiche weitere Wirkungen und damit *auch Nebenwirkungen*. Dennoch könnte es beispielsweise nach dem Absetzen von Schlafmitteln eine *kurzzeitige Option* darstellen, um leichter zu „normalem" Schlaf zurückzufinden. Auch für eine Stabilisierung des Schlaf-Wach-Rhythmus sowie bei Senioren mit Schlafstörungen kann Melatonin nach Meinung der Basler Wissenschaftler Anna Wirz-Justice und Christian Cajochem (2011) in geringen Dosen von 1–2 mg gute Ergebnisse erzielen.

Das Ein- und Durchschlafen kann durch *pflanzliche Arzneimittel* unterstützt werden. Die bekanntesten sind Baldrian, Hopfen und Johanniskraut. Es gibt sie als Tee und als Fertigpräparat. Zu beachten ist, dass die Wirkung der phytotherapeutischen Schlafmittel *erst nach einigen Wochen Einnahme* einsetzt und Nebenwirkungen auftreten können.

Viele Hausmittel können das Einschlafritual unterstützen, das bekannteste ist wohl warme Milch mit Honig. Es gibt keine wissenschaftlichen Untersuchungen, ob sie wirklich einschlaffördernd wirkt. Neben der *rituellen Handlung* kann sie jedoch aufgrund der Wärme und das Trinken in kleinen Schlucken beruhigend wirken und durch die Süße des Honigs ein Wohlgefühl erzeugen.

5.2.3 Während der Nacht

„Schlaf vor Mitternacht"
Der Spruch hat einen ganz wichtigen Inhalt: *Die ersten 90 Minuten* nach dem Einschlafen sind die wichtigsten, da sie den ersten Tiefschlaf enthalten, der für die menschliche Gesundheit elementar ist. Dabei spielt nicht das Zubettgehen vor Mitternacht die große Rolle, sondern dass es rechtzeitig ist. Je nach Chronotyp tritt die Müdigkeit vor oder nach Mitternacht auf: Dies ist individuell unterschiedlich und grundsätzlich nicht beeinflussbar. So gehen Eulen (Spättypen) erst einige Zeit nach Mitternacht zu Bett, Lerchen dagegen werden schon viel früher müde.

Ob vor oder nach Mitternacht: wichtig ist, dass Sie auf Ihren Chronotyp bezogen, *nicht zu spät ins Bett gehen*, damit die erste Schlafphase nicht verloren geht. Sie ist nicht beliebig in die Nacht hinein verschiebbar!

Dunkelheit zum Schlafen
Wie Sie wissen, wird das schlaffördernde und schlaferhaltende Hormon *Melatonin nur in Dunkelheit ausgeschüttet*. Deshalb ist es zwingend notwendig, dass das Schlafzimmer dunkel ist. Wenn dies nicht möglich ist, tut eine Schlafbrille aus Stoff gute Dienste. Auch schon kleine Lichtquellen wie das Standby-Licht eines elektrischen Gerätes, eine Uhr mit Leuchtziffern oder Lichtstreifen bzw. einen Spalt breit geöffnete Gardinen können den Schlaf stören. Sogar mit geschlossenen Augen können selbst ganz geringe Lichtintensitäten von nur 5 bis 10 Lux den Nachtschlaf beeinflussen (Tähkämö et al. 2018).

Falls aber die Dunkelheit im Raum *Angst oder Unwohlsein* hervorruft und dadurch der Schlaf beeinträchtigt wird, sollte das Licht zumindest stark gedämpft sein. Es ist besser, keine einzelnen Lichtquellen zu verwenden, sondern z. B. mit Nachtleisten am unteren Bettrand bzw. am Boden entlang den Raum gleichmäßig, aber schwach zu beleuchten. Ein leicht durchlässiger Vorhang kann ebenfalls für eine indirekte Grundbeleuchtung des Raumes sorgen. Wenn es dann im Morgengrauen allmählich im Schlafzimmer hell wird und die Unsicherheit der Nacht weicht, kann eine Schlafbrille das Wachwerden verhindern.

Fremde Geräusche stören
Häufig lässt uns das Schnarchen des Partners nicht schlafen. Allerdings *stören bekannte Geräusche weniger* oder gar nicht, wenn sie nicht zu laut und gleichmäßig sind. Es ist auch möglich, sich an neue leise und monotone Geräusche

in gewissem Rahmen zu gewöhnen, wenn sie sich nicht abstellen lassen. Dabei ist es wichtig, sie nicht überzubewerten.

Beim Auftreten *fremder Geräusche* wachen viele Menschen plötzlich auf, erschrecken und kommen in eine Anspannung. Deshalb schläft man zuhause in der Regel am besten und woanders, in der Fremde meist schlechter. Dies ist aus der menschlichen Evolution begründet und betrifft insbesondere Frauen. Frauen haben das Aufpassen auf die Familie und das Baby sozusagen in den Genen und wachen deshalb allgemein leichter auf.

Plötzlicher Lärm bedeutet Stress und dieser lässt einen nicht schlafen. Dauerlärm nachts (z. B. vorbeifahrende Züge, Flugzeuge oder auch starker KFZ-Verkehr) verhindert die Erholung, stört den Schlaf und wirkt sich körperlich negativ aus.

Es gibt keine „beste" Schlafposition

Es wird immer wieder diskutiert, ob eine bestimmte Lage im Schlaf diesen verbessern kann. Vorne im Buch wird dargestellt, dass die meisten Deutschen auf der rechten Seite liegen. Es gibt erste Hinweise, dass das *Liegen auf der linken Seite* günstiger sein könnte, da dann das Herz tief liegt und gut durchblutet wird. Auch die Verdauung soll dadurch erleichtert werden. Dennoch gibt es bislang keine allgemeingültigen Empfehlungen, welche Schlafposition die gesündeste und am förderlichsten ist. Rückenschlaf allerdings das Schnarchen. Bei verschiedenen Erkrankungen sollte man den Oberköper höher lagern.

Legen Sie sich hin und schlafen Sie so, wie Sie sich persönlich am wohlsten fühlen und es Ihnen am angenehmsten ist!

Träume in leichten Schlafphasenverstehen

Wir träumen auch in den leichten Schlafstadien N1 und N2. Diese Träume sind jedoch im Gegensatz zu den emotionalen Träumen in den REM-Phasen meist sehr lebensnah und realistisch und beschäftigen sich mit den aktuellen Geschehnissen. Deshalb sind sie vom Denken im Wachzustand kaum zu unterscheiden und der leichte Schlaf am Anfang der Nacht wird häufig als Wachsein empfunden (Zulley 2018).

Sie können sich das so vorstellen: Wenn Sie im Bett liegen können sich Gedanken und Probleme aufdrängen, über die Sie nachdenken. Im Laufe der Zeit schlafen Sie dann doch darüber ein. In den jetzt folgenden *realistischen Träumen* bearbeitet man die Themen weiter. Aus diesen leichten Schlafphasen kann man jedoch leicht nochmal erwachen. Wenn Sie dies dann bemerken, halten Sie die Träume für waches Denken und gehen davon aus, dass Sie die ganze Zeit wachgelegen und über Ihre Alltagsprobleme nachgedacht haben. Sie denken dann: „Jetzt schlafe ich noch immer nicht". Tatsächlich waren Sie aber bereits eingeschlafen, haben alltagsbezogen geträumt und sind nur gerade wieder kurz aufgewacht!

Dieses Wissen kann Ihnen sehr helfen, wenn Sie meinen, lange Zeit nicht einschlafen zu können – dabei haben Sie schon leichten Schlaf gehabt und dabei geträumt!

Nicht auf den Wecker schauen
Wenn man beim nächtlichen Aufwachen auf die Uhr schaut, können wenige Glückliche die Erkenntnis genießen, dass sie noch einige Stunden Zeit bis zum Aufstehen haben. Die meisten schlafgestörten Menschen werden aber *nervös und unruhig*, wenn sie nachts auf die Uhr sehen, weil sie dann feststellen „es ist erst zwei Uhr und ich bin schon wieder wach". Dann entsteht Angst, nicht genügend Schlaf zu bekommen bzw. morgens nicht ausgeschlafen und leistungsfähig zu sein. Dieser selbstgemachte Druck schlafen zu müssen führt zu Anspannungen, die abermals das Wiedereinschlafen verhindern. Außerdem besteht die Gefahr, dass sich der Körper durch das nächtliche auf den Wecker sehen angewöhnt, zu dieser Zeit immer wieder aufzuwachen (Ehrig und Voderholzer 2014). Entsprechendes gilt natürlich für jede Uhr im Schlafzimmer. Obwohl nur noch jeder siebte Deutsche einen herkömmlichen Wecker benutzt (Barmer 2018) und dem Smartphone der Vorzug zum Wecken gegeben wird, sollte es im Hinblick auf den guten Schlaf trotzdem nicht als Wecker genutzt werden.

Entfernen Sie die Uhren aus dem Schlafzimmer, benutzen Sie einen klassischen und nicht laut tickenden Wecker und stellen Sie diesen umgedreht hin, so dass sie sein Ziffernblatt nicht einfach sehen können.

Nächtliches Aufwachen ist normal
Nächtliches Aufwachen ist zum Teil aus der Evolution heraus zu begründen. Als unsere Vorfahren noch nicht in der zivilisierten Welt, sondern in der Wildnis lebten und in Wäldern oder Höhlen schliefen, wurde der Schlaf häufig unterbrochen oder es wurde von vornherein nur fragmentiert geschlafen. Der Grund dafür war eine hohe Wachsamkeit, die überlebenswichtig war.

Auch heute wachen wir nachts noch häufig auf: Im Durchschnitt viermal pro Stunde, das bedeutet bei sieben Stunden Schlaf ca. *28-mal pro Nacht* (Zulley 2018). Meistens wird es gar nicht wahrgenommen. Falls es doch bemerkt wird, ist es wichtig, das nächtliche Aufwachen nicht überzubewerten und nicht zu denken, man bekäme deshalb nicht genügend Schlaf. Dies ist nicht der Fall! Deshalb sollten wir das *Aufwachen als völlig normal realisieren* und entspannt bleiben. Dann schläft man normalerweise schnell wieder ein.

Auch der häufige Eindruck, die „ganze Nacht kein Auge zugetan" zu haben, entspricht fast nie den Tatsachen, sondern die *Zeit des Wachseins wird fehleingeschätzt und überbewertet*. Die Wachzeiten werden als viel länger empfunden, als sie tatsächlich waren. Daran ändert sich auch nichts, wenn die schlaflosen Zeiten dauernd per Uhr überprüft werden – man weiß ja nicht, wann man wieder eingeschlafen ist. Diese Überbewertung ist durch zahlreiche Messungen der Hirnströme im Schlaflabor bei Menschen mit nicht-organischen Schlafstörungen bestätigt worden. Trotz der Aussage fast oder gar nicht geschlafen zu haben, hatten die Untersuchten mehrere Stunden geschlafen.

Auch *bestimmte Verhaltensweisen* sind wichtig: Wenn Sie nachts aufwachen, sollten Sie ruhig und entspannt liegen bleiben und nicht aufstehen. Wenn es jedoch sein muss (Gang auf die Toilette), ist auf *gedämpftes, nicht direkt in die Augen scheinendes Licht* zu achten, um die Produktion des Melatonins nicht zu unterbrechen. Es ist von großer Bedeutung, möglichst schnell wieder ins Bett zurückzukehren, denn wird der Ablauf der Schlafzyklen unterbrochen, dauert es manchmal lange bis man wieder einschlafen kann. Auch gewöhnt sich der Körper an solche Unterbrechungen, er „erlernt" sie sogar und man wacht dann auch ohne Grund immer zur selben Zeit auf.

Es ist definitiv keine gute Idee, bei nächtlichem Aufwachen den Gang zum Kühlschrank anzutreten, selbst wenn der Appetit aufgrund des bei schlechtem Schlaf verminderten Leptinspiegels groß ist. Auch ein Stück Schokolade oder ähnliches, das eventuell „zur Beruhigung" auf dem Nachtisch liegt, sollte nicht gegessen werden, denn dies wird *als Belohnung für das Aufwachen empfunden* und konditioniert das Aufwachen.

Beim nächtlichen Aufwachen kann helfen, wenn das Einschlafritual ganz bewusst noch einmal durchgeführt bzw. wiederholt wird. Dazu gehört auch, das *Bett wieder so herzurichten, wie es zum Einschlafen* bevorzugt wird: beispielsweise die Fußenden der Bettdecke einschlagen, das Kissen richten und sich dann einzukuscheln.

Gegen Morgen ist die Körperkerntemperatur noch verhältnismäßig niedrig. Deshalb können wir nochmal gut schlafen. Es ist wohlbekannt, dass man nach schlechtem Schlaf kurz bevor der Wecker klingelt, wieder eingeschlafen ist.

Wichtig ist, sich beim Aufwachen nicht aufzuregen und unter Druck zu setzen, gleich wieder einschlafen zu müssen, sondern zu wissen, dass das nächtliche Aufwachen normal ist! Akzeptieren Sie nächtliche Wachphasen, arrangieren Sie sich mit ihnen und bleiben Sie entspannt!

Anwendung kognitiver Verfahren
Es gibt zahlreiche kognitive Verfahren für Ein- und Durchschlafstörungen. Ein Beispiel dafür sind Gedankenreisen, die jedermann im Bett liegend ganz einfach

„abspielen" kann. Auch die einfache Suggestion, indem man sich immer wieder den einen Satz „Ich denke jetzt nicht mehr"! vorsagt, kann helfen. Die leicht erlernbare und nachts gut anwendbare Progressive Muskelrelaxation ist ebenfalls ein hervorragendes Verfahren, um das Gedankenkarussell zu unterbrechen. Schließlich können Body-Mind Verfahren wie Yoga oder das Achtsamkeitsverfahren MBSR (Mindfulness Based Stress Reduction) nicht nur tagsüber schon die Grundlagen für einen gesunden Schlaf legen, sondern die Basis dafür bilden, bei Schlaflosigkeit nachts im Bett liegend einzelne Übungen anzuwenden.

Die kognitiven Techniken spielen in der Behandlung von Schlafstörungen eine bedeutsame Rolle, um *den Teufelskreis des Grübelns und der negativen Gedanken zu unterbrechen*. Sie sollten unter fachlicher Anleitung erlernt und untertags eingeübt werden. Details dazu finden Sie in einem eigenen nachfolgenden Kapitel.

Bei Schlaflosigkeit Aufstehen

Nur wenn man schon länger wachliegt, grübelt und angespannt ist und wenn sich das Gedankenkarussell mit allen kognitiven Maßnahmen nicht stoppen lässt, dann ist es besser *kurz aufzustehen*, sich z. B. auf einen sogenannten „Sorgenstuhl" außerhalb des Schlafzimmers zu setzen und die belastenden Gedanken aufzuschreiben. So besteht die Chance, diese Gedanken abzulegen und wenn sich wieder Müdigkeit einstellt, zurück ins Bett zu gehen und wieder einschlafen zu können. Allerdings beschreibt Weeß (2016), dass das Aufstehen nur für diejenigen Personen sinnvoll ist, die grübeln und sich im *ewig kreisenden Gedankenkarussell* befinden. Wer jedoch entspannt ist und sich wohlfühlt, sollte lieber im Bett bleiben und warten, bis der *Schlaf von ganz allein wiederkommt*. Dies gilt insbesondere auch für Senioren, die häufiger Wachphasen haben können.

Sehr wichtig ist auch sich klarzumachen, dass die Menschen *nachts keine Probleme lösen können* und auch nicht in der Lage sind, eine weiterführende geistige Leistung zu vollbringen. So verhindern wir auch, uns das nächtliche Grübeln im wahrsten Sinne des Wortes anzutrainieren, d. h. zu konditionieren.

Und schließlich: Es gibt auch einige Menschen, die gerade wenn sie spätnachts oder in den frühen Morgenstunden wirklich nicht mehr schlafen können, höchst kreativ sind und beispielsweise Bilder malen, Musik machen, Bücher oder wissenschaftliche Arbeiten schreiben und sich dann wieder hinlegen und gut weiterschlafen!

Bei Vollmond kann ich nicht schlafen!

Dies glauben fast alle Menschen, es ist aber wissenschaftlich nicht haltbar. Der Mond leuchtet nicht von sich aus, sondern reflektiert nur die Strahlen der Sonne. Je nachdem, wie Sonne und Erde zum Mond stehen, gibt es Neu-mond, zunehmenden Mond, Halbmond, Vollmond und abnehmenden Mond. Wir sehen also *nur unterschiedliche Lichtreflexionen der Sonnen-strahlung*: Bei Vollmond stehen Sonne - Erde - Mond in einer Linie und der Mond wird direkt von der hinter der Erde stehenden Sonne angestrahlt, bei Neumond dagegen steht die Sonne hinter dem Mond (Linie Erde-Mond-Sonne) und strahlt ihn von hinten an. Deshalb ist die uns zugewandte Seite dunkel.

Die Anziehungskraft des Mondes ruft zusammen mit der Erdrotation und der Anziehung der Sonne Ebbe und Flut hervor, wobei der Mond grundsätz-lich einen deutlich geringeren Einfluss darauf hat, als die Erdrotation. Vor allem ist seine *Anziehungskraft bei Vollmond nicht anders als bei Neumond*, in beiden Fällen verstärkt zusätzlich die Anziehung der Sonne die des Mondes, so dass sich die Gezeitenkräfte intensivieren. Über Schlaflosigkeit wegen des Neumondes beklagt sich jedoch niemand!

Das Einzige, was sich demnach auf den Menschen in einer klaren Voll-mondnacht auswirken könnte, ist das *Licht der hellen „Scheibe" am Himmel*. Vor allem wenn sie durch ein offenes Fenster zu sehen ist bzw. das Schlaf-zimmer etwas erhellt, könnte es den Schlaf stören. Allerdings bewegt sich die Helligkeit auch in einer klaren Nacht nur im Bereich von unter 1 Lux. Des-halb könnte der optische Eindruck, der manchmal fast mystisch ist, einen Einfluss haben. Wenn es trotzdem in einer Vollmondnacht zu hell ist, helfen dichte Gardinen oder Jalousien bzw. eine Stoff-Schlafbrille aus dem Optiker-geschäft.

Zahlreiche Studien untersuchten, ob sich der Vollmond auf den Schlaf aus-wirkt. In überwiegender Zahl kamen sie zu dem Schluss, dass dies nicht der Fall ist. *In keiner Studie hat der Mond schlaflose Nächte verursacht* oder in rele-vanter Größenordnung den Schlaf verkürzt (Weeß 2016). Auch Schlaf-wandeln hängt nicht mit dem Vollmond zusammen, sondern ist eine ernst-hafte gesundheitliche Störung des Schlafes.

Der Mond hindert uns nicht am Schlafen! Bauen Sie sich deshalb bitte keine „Sich selbst erfüllende Prophezeiung" auf, sondern freuen Sie sich über das schöne Bild einer klaren Vollmondnacht und schlafen Sie entspannt und ruhig.

Nächtliches Schwitzen/Frieren in den Morgenstunden

Zunächst muss das Bett entsprechend ausgestattet sein, d. h. die Decke nicht zu warm, Überzüge und Schlafwäsche aus angenehmen Materialien. Weiter-hin ist die Raumtemperatur wichtig, damit *über die Haut Wärme an die Um-gebung abgeleitet* werden kann (s. o.).

Wenn wir nun Teile des Körpers wie Hände und Arme bzw. Füße und Beine aus der Decke herausstrecken, kann eine Wärmeableitung über Strahlung und Konvektion erfolgen und es findet ein Wärmeentzug statt. Dies ist der Grund, weshalb man sich nachts gerne mal aufdeckt.

Unter der Decke kann die Wärmeabgabe allerdings nur über die *Verdunstung von Schweiß* geschehen. Wir schwitzen deshalb nachts manchmal – das ist normal und ein Versuch des Körpers Wärme loszuwerden. Deshalb müssen Bettdecke, Matratze und das Kissen Feuchtigkeit aufnehmen und an der Außenseite wieder abgeben können.

Außerdem *ändert sich das* Temperaturempfinden im Laufe der Nacht. Gegen Morgen, wenn der Körper versucht sich aufzuheizen, steigt das Kälteempfinden. Die *Kälteempfindlichkeit ist nun am höchsten*, deshalb kann man in den Morgenstunden leicht frieren. Es ist normal und kein Grund zur Sorge.

Schlechte Nächte akzeptieren

Der wesentlichste Faktor für Ein- und Durchschlafstörungen, die nicht durch organische Ursachen bedingt sind und denen auch nicht eine psychiatrische Erkrankung zugrunde liegt, ist neben dem falschen Lebensstil die *Anspannung und Aufregung, nicht schlafen zu können*. Viele haben zudem unrealistische Vorstellungen und Erwartungen zum eigenen Schlaf in dem Sinne, dass man jede Nacht mindestens 8 Stunden durchgeschlafen haben muss. Dies löst Stress aus und stört den Schlaf.

Die Menschen müssen lernen zu akzeptieren, dass es schlechte Nächte gibt. Wichtig ist nur, wie man damit umgeht. Ziel muss sein: Man kann ruhig ab und zu schlecht schlafen, aber sich nicht darüber aufregen und nicht mehr dran denken!

Und egal, wie lange oder wie gut Sie geschlafen haben: So lange Ihre Leistungsfähigkeit am nächsten Tag nicht vermindert ist und Sie sich nicht müde fühlen, ist alles in Ordnung! Wenn Sie sich das erst einmal klarmachen, dann werden Ein- und Durchschlafstörungen häufig von allein besser.

5.2.4 Am Morgen

Das Aufwachen

Der Übergang vom Schlaf zum Wachen geht nicht sofort vonstatten. Die verschiedenen „schlafenden" Gehirnaktivitäten sind beim Aufwachen nicht sofort verschwunden, sondern *es dauert noch etwas, bis man richtig wach ist*. Dabei kann man sich einige Minuten im Zustand der sog. Schlaftrunkenheit befinden, der zwischen Schlaf und echtem Wachsein liegt. Beim „freiwilligen" Aufwachen, ohne äußere Einflüsse ist man dagegen in der Regel richtig ausgeschlafen und schneller fit, manche Menschen springen sofort froh und munter aus dem Bett.

Erzwungenes Aufwachen durch das Klingeln des Weckers erschwert das Ganze. Hilfreich kann ein „Lichtwecker" sein, der einen Sonnenaufgang simuliert und das Aufwachen über längere Zeit einleitet. Auch schöne, positiv empfundene, aber immer noch eher ruhige Musik kann das Aufwachen unterstützen.

Es ist nicht anzuraten, die *Schlummertaste des Weckers* zu benutzen, da der schlafende Mensch von ihm ohnehin schon unsanft aus dem Schlaf gerissen wurde. Mit kurzen weiteren Schlafintervallen macht man sich vor, dass man weiterschlafen kann, wird aber wieder massiv herausgeholt. Dies stresst nur unnötig. Besser ist es, sich nach dem ersten Klingeln des Weckers direkt ans Aufstehen zu machen. Eine andere gute Möglichkeit ist, noch einige Zeit bei geöffneten Gardinen oder hellem Licht und gegebenfalls offenem Fenster im Bett liegen zu bleiben, ohne dabei wieder einzuschlafen, den Tag an sich herankommen zu lassen und sich auf ihn einzustellen. Dies ist im Sommer, wenn es beim Aufwachen draußen schon hell ist und vielleicht sogar die Morgensonne ins Schlafzimmer scheint, einfacher als an einem dunklen.

Im Allgemeinen geht man rund von einer Stunde aus, bis der Übergang komplett vollzogen ist. Diese Zeit sollte man mit ruhigen und eher langsamen Tätigkeiten überbrücken.

Richtig aufwachen braucht seine Zeit. Machen Sie sich inzwischen ein schönes Frühstück!

Lange Ausschlafen

Wenn *ein Schlafdefizit angesammelt* wurde, dann kann man dies durch langes Ausschlafen am Wochenende wieder abbauen. Ausschlafen hilft Ihnen wieder fit zu werden, kann jedoch den versäumten Schlaf und die dabei stattfindenden Prozesse nicht nachholen. Vor allem Eulen tun sich mit lange Ausschlafen leicht. Lerchen können meist nicht länger schlafen, hätten aber die Chance, den Schlafmangel mit einem Mittagsschlaf aufzufangen.

Sie haben oben gelesen, dass der Körper nachts nicht ein- oder durchschlafen kann, wenn er untertags keinen Schlafdruck aufbaut. Dies kann etwa eintreten, wenn man an freien Tagen *sehr lange ausschläft*. Dann kann man am nächsten Abend nicht schlafen, weil der Körper nicht müde ist. Dies gilt auch, wenn man nach einer schlechten Nacht zu lange im Bett bleibt, weil man fälschlicherweise glaubt, dann dem Körper wenigstens Zeit zum Ausruhen geben zu müssen.

5.3 Kneipptherapie und gesunder Schlaf

Kneipptherapie ist ein ganzheitliches naturheilkundliches Therapiekonzept, das auf den fünf Elementen („Säulen") Wasseranwendungen, Bewegung, gesunde Ernährung, Heilkräuter und Lebensordnung (innere Ordnung, Balance) basiert (Uehleke und Hentschel 2014). Es ist ein seit langem anerkanntes Verfahren für die Behandlung von Schlafstörungen. Darüber hinaus gibt es viele Indikationen, bei denen die Kneipptherapie empfohlen werden kann, wie ein systematischer Review über den aktuellen Stand der Forschung zur Kneipptherapie belegt (Stier-Jarmer et al. 2021).

Einige Elemente der Kneipptherapie können bei Schlafstörungen als *Eigentherapie zuhause* (s. u.) eingesetzt werden. Wenn die lebensstilbedingten Schlafstörungen jedoch schon ausgeprägt sind, kann auch eine *Kneippkur* empfohlen werden. Als Kurmaßnahme wird die Kneippkur in Deutschland in der Regel über einen Zeitraum von drei Wochen in einem Kneippheilbad oder zertifizierten Kneippkurort zur Vorbeugung oder Behandlung bestehender Krankheiten und Beschwerden durchgeführt. Durch eine auf lebensstilbedingte Schlafstörungen ausgerichtete *dreiwöchige Kneippkur* (s. u.), bestehend aus den fünf Elementen der Kneipp'schen Gesundheitslehre, konnten signifikante Verbesserungen in der Schlafqualität und in anderen schlafrelevanten Zielgrößen erzielt werden (Schuh et al. 2018).

5.3.1 Die 5 Säulen der Kneipptherapie

Bei Ein- und Durchschlafstörungen kann jedes Element der Kneipptherapie einen eigenständigen Beitrag zur Schlafförderung leisten. Hydrotherapie kann das Einschlafen befördern, regelmäßige Bewegung zur richtigen Tageszeit und gesunde Ernährung haben eine schlaffördernde Wirkung, Heilkräuter tragen zur Entspannung bei. Die Ordnungstherapie kann durch die Beachtung der Vorgaben der inneren Uhr, Schlafmanagement und Entspannungsverfahren, zu einer chronobiologisch sinnvollen Strukturierung des Tagesablaufs führen und damit ebenfalls unterstützend für einen guten und erholsamen Schlaf sorgen.

Ordnungstherapie
Die Ordnungstherapie ist die *wichtigste der fünf Säulen* für die Prävention und Behandlung durch den Lebensstil hervorgerufener Schlafstörungen. Sie beschäftigt sich auf wissenschaftlicher Basis mit den heute so aktuellen Proble-

men der Überforderung von allen und bietet eine ausgezeichnete Möglichkeit *Korrekturen des Lebensstils* anzustoßen.

Die Ordnungstherapie soll vermitteln, wie es trotz der heutigen Herausforderungen gelingen kann, unsere aus den Fugen geratene individuelle „natürliche Ordnung", die *durch die innere Uhr bestimmt* wird, wiederherzustellen. Ziel der Ordnungstherapie ist es, Lösungswege aufzuzeigen und die dazu notwendigen Maßnahmen in das Alltagsleben zu integrieren. Dies umfasst einerseits Lebensberatung und Hilfe zur Problemlösung. Zum anderen steht besonders das Einbringen einer zeitlichen Ordnung in den Tagesablauf durch eine sinnvolle Strukturierung und Gestaltung mit der *Regulierung des Schlaf-Wach-Rhythmus* und damit ein regelmäßiger und ausreichender, qualitativ guter Schlaf im Vordergrund. Deshalb ist auch die Schlafvorbereitung mit entsprechenden Verhaltensmodifikationen ebenfalls Thema der Ordnungstherapie. Und schließlich gehört das Erlernen von Entspannungs- und Body-Mind Verfahren wie Meditation oder Achtsamkeitübungen dazu.

Die Wirkung der Ordnungstherapie besteht somit aus dem Erkennen der Notwendigkeit und der Hinführung bzw. Hilfestellung zu einer Lebensstiländerung um lebensstilbedingten, nicht-organischen Schlafstörungen zu begegnen!

Aber auch alle anderen Säulen der Kneippschen Gesundheitslehre helfen mit, die „Innere Ordnung" des Individuums zu erhalten oder diese wiederzuerlangen.

Hydrotherapie

Unter Hydrotherapie versteht man Anwendungen mit warmen und/oder kaltem Wasser. Die Hydrotherapie arbeitet mit einem breiten Spektrum von *thermischen Reizen*, also Kalt-, Warm-, Heiß- und Wechselreizen. Diese Reize wirken unterschiedlich, je länger oder je intensiver sie eingesetzt werden. Auch der Bereich des Körpers an dem die Wasseranwendung erfolgt, spielt eine nicht zu unterschätzende Rolle, wobei sich die meisten Kälterezeptoren im Mund-Nasen-Rachendreieck, am Bauch und an den Fingerspitzen und Zehen befinden und diese Bereiche deshalb besonders empfindlich bzw. reaktionsstark sind. An Armen und Beinen sowie am Rücken finden sich deutlich weniger Thermorezeptoren. Die Wirkungen der thermischen Reize unterscheiden sich zusätzlich in Abhängigkeit von der Tageszeit. Unsere innere Uhr steuert, wann der Körper am besten auf eine Maßnahme reagiert und wie wir sie empfinden. Morgens wirken der inneren Uhr folgend Kaltreize am stärksten, nachmittags gilt dieses für Warmreize.

Wärme zum Beispiel in Form von *warmen, aber nicht heißen (!) Wasser* beim Duschen oder Baden ist körperlich entspannend, was sich wiederum positiv auf die Psyche und damit den Schlaf auswirkt. Überwärmende Maßnahmen wie heiße Vollbäder oder Sauna sollten am Abend nicht durchgeführt werden, da sie die Temperatur des Körpers erhöhen und dadurch das Einschlafen verzögern oder verhindern.

Bei Ein- und Durchschlafstörungen ist aber vor allem der Wärmeentzug durch *milde Kaltanwendungen* hoch wirksam: Zur Schlafvorbereitung ist es sinnvoll, dem Körper *Wärme zu entziehen.* Der dahinterstehende Mechanismus läuft wie folgt ab: Kaltes Wasser kommt auf die Haut, deshalb spricht sofort das sympathische Nervensystem an und leitet eine Verengung der Blutgefäße (Vasokonstriktion) ein. Der Blutfluss durch die Haut wird dadurch verringert. Wenn der Kaltreiz wieder abgesetzt wird, will der Körper die Haut wieder durchbluten und es erfolgt reaktiv eine Weitstellung der Hautgefäße. Die nun stattfindende Durchblutung und Erwärmung der Haut ist sogar stärker als vor dem Kaltreiz (reaktive Hyperämie). Da nun - wie Sie in diesem Buch bereits dargestellt bekommen haben - das Blut die Wärme aus dem Körperinneren verstärkt in der Haut führt, *sinkt die Körperkerntemperatur ab.* Dieser Vorgang schafft somit den notwendigen Effekt und die Voraussetzung, um einschlafen zu können.

Bewegungstherapie

Sanfte Ausdauerbewegung wie Gehen in der freien Natur, Wandern, Radfahren und Schwimmen entspannt und leitet im Körper viele beruhigende Prozesse ein. Es ist eindeutig nachgewiesen, dass körperliche Aktivität zum *richtigen Zeitpunkt* schlaffördernd wirkt. Sie sollte spätestens nachmittags durchgeführt werden, da abendlicher Sport abhängig von der Intensität den Körper aufheizt und damit die für guten Schlaf nötige Entwärmung über mehrere Stunden hinweg verhindert.

Ernährungstherapie

Bei der Ernährung nach Kneipp geht es primär um Naturprodukte wie Obst, Gemüse und Vollkornprodukte, die bei Schlafstörungen wegen ihrer schlechten Verträglichkeit nachts eher problematisch sein können. In Hinblick auf guten Schlaf gehört aber auch unbedingt dazu, auf die *Regelmäßigkeit* der Nahrungsaufnahme und die geeigneten Essenszeiten zum *richtigen Zeitpunkt,* der in unserem Kulturkreis für das Abendessen zwischen 18 und 20 Uhr liegt, zu achten. Aber auch die kulturelle Handlung des Essens und die kultivierte Einnahme, d. h. das *Essensmilieu* mit entsprechenden Tischgesprächen und der Freude am Essen gehören zur Kneipp'schen Ernährungstherapie.

Phytotherapie
Insbesondere bei hartnäckigeren Schlafstörungen kann die Phytotherapie mit ihren verschiedenen pflanzlichen Mitteln wie Baldrian, Melisse, Lavendel, Hopfen in Form von Tees oder Dragees eingesetzt werden.

5.3.2 Kneippeigentherapie zuhause

Damit man gut schlafen kann, muss die Temperatur der inneren Organe und des Gehirns absinken können. Zahlreiche Maßnahmen dazu sind bereits oben geschildert worden. Entwärmende Maßnahmen mittels Kneippscher Hydrotherapie können zusätzlich eine große Hilfe darstellen und vor allem ganz einfach zuhause durchgeführt werden. Dazu sind hier nur die wichtigsten kurz angesprochen:

Kalte feuchte Beinwaschungen
Waschungen sind die schwächsten Reize und als „Einstieg" geeignet. Macht man sie vor dem Schlafengehen, wirken sie einschlaffördernd. Im Sinne der Kneipptherapie fängt man dabei mit dem rechten Bein an, beginnt herzentfernt und arbeitet sich allmählich in Herzrichtung vor: Fußrücken, Bein Vorderseite, Fußrücken innen, Fußsohle, Bein Rückseite. Dann macht man dasselbe Vorgehen mit dem linken Bein (Walther 1990).

Nasse Socken
Man nimmt dazu nasskalte Baumwollstrümpfe und zieht darüber trockene Wollstrümpfe. Die Anwendungsdauer geht bis zur Erwärmung der Socken. Der Effekt ist wie bei den anderen hydrotherapeutischen Kneippanwendungen der Wärmeentzug.

Kalte Kniegüsse, Wassertreten, kalte Auflagen, kalte Wickel
Kalte Kniegüsse und abendliches Wassertreten fördern die psychovegetative Entspannung und den Schlaf. Kalte Wickel wirken entspannend und sind abends schlaffördernd, da sie bei kurzer Einwirkungszeit bis zur Erwärmung der Tücher, ebenfalls einen schonenden Wärmeentzug hervorrufen (Walther 1990). Für das regelrechte Vorgehen beim Auflegen von Wickeln wird auf die einschlägige Kneipp-Literatur verwiesen.

Absteigende Bäder
In Form von Halb-, Dreiviertel- oder Vollbädern wirken absteigende Bäder bei abendlicher Anwendung schlaffördernd. Man beginnt dabei mit einer in-

differenten Wassertemperatur von 35 bis 36 °C und lässt sie ganz gleichmäßig innerhalb von 15 Minuten auf ca. 32 °C oder tiefer absinken. Wichtig ist, dass die *Abkühlung wirklich ganz langsam* vor sich geht, denn ein plötzliches Absinkenlassen würde eine Kältegegenregulation mit einem Zusammenziehen der Hautgefäße hervorrufen und den gegenteiligen Effekt hervorrufen.

5.3.3 „Gesunder Schlaf durch innere Ordnung" – Beispiel für eine Präventionsmaßnahme (Kur) bei lebensstilbedingten Schlafstörungen

In Deutschland gibt es derzeit mehr als 53 staatlich anerkannte Kneipp-Heilbäder und -Kurorte (Deutscher Heilbäderverband 2018). Dort werden Kneippkuren durchgeführt, entweder als stationäre Vorsorge-Sanatoriumskuren nach § 23.4 oder als ambulante Vorsorgemaßnahme nach § 23.2 SGB V. Diese im Buch weiter vorne bereits beschriebenen Medizinischen Kuren können, wenn sie vom Hausarzt angeregt werden, von der Krankenkasse bei Personen jeden Alters, unabhängig von einer Berufstätigkeit, übernommen werden. Die ambulante Vorsorgeleistung nach § 23.2, die aus der ehemaligen Badekur hervorgegangen ist, ist seit 2022 wieder eine *Pflichtleistung der Krankenkassen.*

Von der Ludwig-Maximilians-Universität München, wurde eine Kneippkur für lebensstilbedingte Schlafstörungen *„Gesunder Schlaf durch innere Ordnung"* zusammen mit dem Kneippkurort Füssen (https://www.fuessen.de/gesundheit/besser-schlafen.html) entwickelt und überprüft. Die begleitende Studie untersuchte dabei mit 88 Teilnehmern die kurz- und mittelfristigen Effekte des dreiwöchigen Präventionsprogramms im Vergleich zu einer Kontrollgruppe zuhause, mit Schwerpunkt Schlaf bei Menschen mit nichtorganischen, lebensstilbedingten Schlafstörungen (Stier-Jarmer et al. 2018). Das Programm verknüpft psychoedukative Inhalte in Form von Seminaren: „Innere Ordnung" und „Gesunder Schlaf", die die Kneipp'sche Ordnungstherapie abbilden, mit klassischen Elementen der Hydrotherapie. Außerdem wird das Erlernen von Entspannungsverfahren wie Yoga und Meditation bzw. Achtsamkeit eingebaut. Dazu kommen aktivitätsfördernde Bewegungsinhalte. Ergänzt wird das Programm durch Vermittlung schlaffördernder Fakten aus der Ernährungs- und Phytotherapie sowie zum Thema Diagnostik und Therapie von Schlafstörungen (Tab. 5.2). Die Kneippkur basiert außerdem auf chronobiologischen Erkenntnissen, d. h. die einzelnen Elemente werden zu der Tageszeit durchgeführt, bei der die größten bzw. besten Effekte zu erwarten sind.

Tab. 5.2 Therapeutische Elemente der dreiwöchigen Kneippkur „Gesunder Schlaf durch innere Ordnung" (Stier-Jarmer et al. 2018)

Dreiwöchige Kneippkur „Gesunder Schlaf durch innere Ordnung"
1. Ordnungstherapie: Seminar Innere Ordnung/Gesunder Schlaf
• Schwerpunkt „Innere Ordnung"
– Ordnungstherapie als eine der 5 Säulen der Kneipptherapie
– Moderne Ordnungstherapie: Lebensstil, Lebensstiländerung
– Chronobiologie: Innere Uhr, Zirkadianer Rhythmus
– Rhythmisierung der Lebensvorgänge
• Schwerpunkt „Gesunder Schlaf"
– Gesunder und erholsamer Schlaf – Grundlagen
– Schlafstörungen, Schlafmangel und die Auswirkungen
– Ein- und Durchschlafstörungen, Insomnie
– Hilfestellungen für einen gesunden Schlaf
– Medikamentöse Therapie und ihre Einschränkungen (Arzt)
2. Entspannungsverfahren
– Yoga
– Meditation
– Achtsamkeitsverfahren
3. Hydrotherapie
– Wechselgüsse
– Heusack mit anschließender Massage
– Kneippeigentherapie
4. Bewegungstherapie
– Moderates Ausdauertraining/Nordic Walking
– Bewegung durch Spielformen und an Geräten
5. Ernährungstherapie
– Indikationsbezogener Ernährungsvortrag
6. Phytotherapie
– Indikationsbezogener Vortrag über Heilpflanzen

Durch diese Präventionsmaßnahme haben sich die Schlafstörungen bei drei Viertel der Studienteilnehmer deutlich verbessert, direkt nach der dreiwöchigen Kur, aber vor allem auch monatelang anhaltend. Die *chronische Schlafstörung war langfristig verringert* und es zeigten sich klinisch relevante, statistisch signifikante Verbesserungen hinsichtlich der Schlafqualität und Einschlafdauer, die noch über einen Zeitraum *bis zu sechs Monaten nach der Kur anhielten.* Ein längerer Zeitraum wurde nicht untersucht. Ebenfalls wurden langfristige Verbesserungen bei Wohlbefinden, depressiven Stimmungen und chronischem Stress nachgewiesen. Die Teilnehmer zeigten auch Verhaltensänderungen und konnten nach der Kur deutlich besser und signifikant unterschiedlich zur Kontrollgruppe mit Stress umgehen. Jeder zweite Teilnehmer berichtete sechs Monate nach Programmende, dass noch immer ein spürbarer Effekt nachwirkt.

Die Studienergebnisse zeigen, dass das ganzheitliche naturheilkundliche Therapiekonzept der Kneippkur mit ihren fünf Säulen *sehr gute und wirkungsvolle Möglichkeiten* bei nicht-organischen, lebensstilbedingten Schlafstörungen bietet. Die dreiwöchige Kneippkur kann demnach ein effektives Instrument sein, um bei Menschen mit lebensstilbedingten Schlafstörungen über einen Zeitraum von mindestens sechs Monaten die Schlafqualität zu verbessern, das Wohlbefinden und die Lebensqualität zu steigern, depressive Stimmungen zu verringern sowie zu einer Verbesserung des Gesundheitsverhaltens, vor allem im Bereich Stressmanagement, und des allgemeinen Gesundheitszustandes beitragen.

Normalerweise beginnen die erreichten Verbesserungen von Schlafqualität, Wohlbefinden und Stressbelastung sich nach Ende eines Programms allmählich wieder zu verschlechtern. Dies ist bekannt und in vielen Studien beobachtet worden. Eines der Ziele des Präventionsprogramms „Gesunder Schlaf durch innere Ordnung" besteht deshalb darin, neben dem Informieren und Motivieren mit den Teilnehmern gemeinsam zu erarbeiten, welche *Verhaltens- und Lebensstiländerungen* für die Verbesserung ihres Schlafes nützlich und notwendig sind und wie diese im Alltag konkret umgesetzt werden können. Ein Beispiel hierfür ist die Kneippeigentherapie (s. o.), die im Rahmen des Programms „Gesunder Schlaf durch innere Ordnung" vermittelt und erprobt wird, um sie zuhause weiterzuführen. Man lernt auch, dass es sowohl Schlafumgebungen als auch Verhaltensweisen gibt, die schädlich für gesundes Schlafen sind. Insofern kann man diese Kur auch als eine Art „Kick-off-Maßnahme" sehen, die den Anstoß für Veränderungen gibt.

Interessanterweise empfanden auch drei Viertel der zu einem großen Teil noch im Arbeitsleben stehenden Teilnehmer (Durchschnittsalter 56 Jahre), die Länge von drei Wochen als angemessen, jeder vierte Teilnehmer empfand sie sogar zu kurz. Gerade für Personen mit lebensstilbedingten Schlafstörungen ist es sehr wichtig, mehrere Wochen aus ihrem Milieu, d. h. der Dauerschleife herauszukommen und in aller Ruhe – *losgelöst von allen häuslichen, sozialen und beruflichen Einflüssen* - ihre Belastungen zu erkennen und dann die Problemlösung anzugehen. Dies braucht auf alle Fälle Zeit!

5.4 Waldspaziergang

Ein Aufenthalt im Wald tut der psychischen Gesundheit gut und mindert Stress. Dabei kann man im Wald nur spazierengehen oder sich in Ruhe irgendwo hinsetzen und „die Seele baumeln lassen". In den letzten Jahren ist das von speziell ausgebildeten Trainern oder Therapeuten begleitete Shinrin-Yoku („Waldbaden") bzw. die Waldtherapie hinzugekommen (Schuh und Immich 2019).

Im Wald scheint ein Vorgang mentaler Entspannung stattzufinden. Wie in der wissenschaftlichen Waldliteratur beschrieben, kann man das an den Gehirnwellen ablesen: Gleich zu Beginn eines Waldbesuches steigen die Alpha-Wellen signifikant an und bleiben während des Waldaufenthalts auf diesem Niveau. Alpha-Wellen produziert das menschliche Gehirn im Einschlafstadium, sie können jedoch auch im Wachen auftreten und werden als *Zustand körperlicher Entspannung* bzw. Ruhe beschrieben, der selbstverständlich auch schlaffördernd wirkt. Zahlreiche weitere Studien zeigen eine Aktivierung des parasympathischen Nervensystems während des Waldaufenthaltes. All dies wirkt sich schlaffördernd aus.

Der Abbau von Stress ist ein weiterer wichtiger schlaffördernder Effekt eines Waldspaziergangs. Dazu zeigt eine schwedische Studie (Dolling et al. 2017), dass ein zweimal wöchentlicher Waldbesuch über drei bis vier Stunden bei *stressbelasteten Personen* eine Verbesserung der Gesundheit in Form von einer Reduzierung von Erschöpfung, Stress und Burnout-Symptomen hervorgerufen hat und auch der Schlaf verbesserte sich. Wenn nur ein kurzer Aufenthalt im Grünen möglich ist, kann auch dieser bereits den Stresspegel senken und damit eine *gute Vorbereitung zum Schlafen* sein. Körperliche Bewegung während eines Waldspaziergangs macht zusätzlich müde.

Allerdings sollte der zeitliche Abstand zwischen Waldaufenthalt und Schlafen nicht allzu groß sein. Darauf weist eine japanische Studie zum Einfluss von Waldaufenthalten auf die Schlafqualität bzw. auf Schlafstörungen hin, in der mit körperlich gesunden Probanden mit Schlafstörungen über acht Tage jeweils zwei Stunden ein Waldspaziergang absolviert wurde (Morita et al. 2011). Dadurch wurden signifikante Verbesserungen bei Schlafdauer, -tiefe und -qualität und nächtlicher Bewegung bzw. Unruhe erzielt. Zudem zeigte sich, dass eine Wanderung im Wald am Nachmittag deutlich positivere Auswirkungen auf den Schlaf hat als am Morgen. Personen mit Schlafstörungen haben somit einen großen Benefit, wenn sie *nachmittags zwei Stunden im Wald spazieren gehen*. Grund dafür könnte das Dämmerlicht sein. Das gedämpfte Licht im Wald hat nicht nur eine entspannende, sondern auch schlaffördernde Wirkung, beruhigt und macht wohlig müde. Aber auch der der stattfindende Stressabbau und die körperliche Bewegung während des Waldspaziergangs fördern die Müdigkeit.

Am besten Sie machen nachmittags oder am frühen Abend einen Waldspaziergang! Den folgenden Abend verbringen Sie ruhig und bei gedämpften Licht. Dann haben Sie eine realistische Chance anschließend gut zu schlafen.

5.5 Psychologische Verfahren/Schlafcoaching

Behandlungsansätze für lebensstilbedingte Schlafstörungen bestehen meist aus kognitiver Verhaltenstherapie, die in der Regel verschiedene therapeutische Elemente kombiniert. Dazu gehören schlafedukative Maßnahmen, bei denen es darum geht, das eigene Verhalten und die Einstellung zum Schlaf erkennen zu können. Strategien zur gedanklichen Umstrukturierung, die Methode des Gedankenstopps, die Stimuluskontrolle und weitere Verfahren kommen hinzu.

Den Schlaf können beispielsweise belastende Gedanken stören. Sie spielen eine wichtige Rolle in der Entstehung und Aufrechterhaltung von Ein- und Durchschlafstörungen (Morin et al. 2007). Die *kognitive Verhaltenstherapie* stellt dabei den „Goldstandart" dar, diese Belastungen zu vermindern bzw. so mit ihnen umzugehen, dass sie den Schlaf nicht mehr stören. Die hervorgerufenen Verbesserungen haben bei Schlafstörungen nachgewiesenermaßen eine langandauernde Wirkung (van der Zweerde et al. 2019).

Der sog. *Gedankenstopp* ist eine weitere Methode, die man anwenden kann, wenn man nicht einschlummern kann oder nachts länger wachliegt und in eine nicht endende Gedankenschleife über Probleme kommt. Dazu stellen Sie sich ein großes rotes Stoppschild vor und visualisieren dieses einige Zeit. So lenkt man sich vom Grübeln ab. Anschließend sollten Sie versuchen, sich ein positives Bild wie eine schöne Landschaft vor Ihrem „inneren Auge" zu fixieren, um das Gedankenkarussell nicht wieder zurückkommen zu lassen (Holzinger und Klösch 2018).

Wichtig ist auch, dass man weder Bett noch Schlafzimmer mit schlechtem Schlaf in Zusammenhang bringt. Wenn man im eigenen Bett häufig schlecht schläft, kann es gedanklich schon negativ besetzt sein. Dann reicht allein der Anblick des Bettes aus, Angst vor dem Schlafen zu bekommen, was dazu führt, dass man tatsächlich nicht einschlafen kann. Bei dem psychologischen Verfahren der *Stimuluskontrolle* sollen negative Gedanken, Erinnerungen und Assoziationen reduziert und durch positive Verbindungen zu ersetzt werden. Hilfreich sind dazu beispielsweise bestimmte Schlafrituale, auf die sich der Betroffene dann sogar freuen kann (Holzinger und Klösch 2018).

Der bekannte *Sorgenstuhl* sollte außerhalb des Schlafzimmers stehen und immer dann besetzt werden, wenn Sorgen und Probleme auftreten oder zu lösen sind. Wenn beim nächtlichem Aufwachen der Wachzustand länger andauert und man einfach nicht in den Schlaf zurückfindet, ist es angebracht aufzustehen und den Sorgenstuhl aufzusuchen, sich hinzusetzen und die Gedanken, die einen bewegen aufzuschreiben. Wenn wieder Ruhe in die Gedanken eingekehrt und die Müdigkeit wieder vorhanden ist, geht man zurück ins Bett und kann in der Regel gut ein- bzw. weiterschlafen.

Eine weitere der zahlreichen Möglichkeiten bei Einschlaf- oder Durchschlafproblemen besteht darin, eine sog. *paradoxe Intervention* vorzunehmen. Dabei versucht man im Bett liegend solange wie möglich die Augen offen zu halten. Die Konzentration darauf verhindert das Hineinrutschen in die Grübelsituation (Weeß 2016).

Aber auch eine *Gedankenreise* ist eine gute Möglichkeit, um dabei einzuschlafen. Es geht darum, alle fünf Sinne der Reihe nach anzusprechen und sich darauf zu konzentrieren: Denken Sie sich an einen wunderschönen Ort, an dem Sie gerne sind, beispielsweise an einen Urlaubsort am Meer. In diesem Beispiel wählen wir einen breiten, weißen Sandstrand an der Ostsee aus:

Sehen: Stellen Sie sich vor, vom Quartier zum Strand zu gehen. Sie sehen den weißen breiten Sandstrand, dahinter das blaue Meer, das leicht bewegt ist und auf dem sich weiße Schaumkronen befinden. In der Ferne steuert ein Schiff auf die Küste zu. Mehrere Segelboote und viele Badende, die sich in die Wellen stürzen, sind zu sehen. Sie gehen nun über den warmen, weichen Sand zu ihrem blau-weiß gestriften Strandkorb am vorderen Ende einer langen Reihe von Körben.

Hören: Während Sie über den Sand laufen, hören Sie spielende Kinder lachen und rufen. Das sich langsam nähernde Schiff tutet in sein Horn, um ein Segelboot in der Fahrrinne zu warnen.

Riechen: Sie riechen die frische Seeluft. Irgendwo wird aber auch gegrillt!

Fühlen: Nun haben Sie den Strandkorb erreicht, richten ihn her und drehen ihn in Richtung Sonne. Legen Sie sich hinein. Was spüren Sie? Die Strahlen der Sonne kommen auf ihre Haut und wärmen Sie – das tut gut! Sie räkeln sich, schließen die Augen und liegen entspannt da.

Schmecken: Der Wind weht die Meeresluft und den Sand zu Ihnen. Sie schmecken das Salz und fühlen den Sand auf den Lippen und der Haut.......

Wenn Sie diese Aktivierung der fünf Sinne beim Schlafengehen oder nächtlichen Aufwachen konsequent und konzentriert durchführen, sind Sie wahrscheinlich spätestens beim genussvollen Fühlen eingeschlafen!

5.6 Entspannungsverfahren/ Body-Mind Verfahren

Es existiert eine Vielzahl an unterschiedlichen Entspannungs- und Body-Mind Verfahren, die allesamt die Erholungsfähigkeit und auch das Wohlbefinden verbessern. Wie Sie schon wissen, werden Schlafprobleme auch durch Stress hervorgerufen oder verstärkt. Deshalb sind Entspannungs- oder Body-Mind Verfahren schon grundsätzlich in der Prävention und in der Behandlung von

Schlafstörungen angezeigt. Menschen, die sich in Ihrer Freizeit mittels Entspannungsmethoden regelmäßig erholen, weisen geringere Gesundheitsprobleme und psychische Erschöpfung, *weniger Schlafprobleme* und insgesamt ein niedrigeres Erholungsbedürfnis auf.

Neben Atemübungen werden manche Entspannungsverfahren wie Autogenes Training oder Progressive Muskelrelaxation schon seit Jahrzehnten in Deutschland angewandt und gelehrt. Heute „modern" sind die aus dem asiatischen Raum stammenden Body-Mind Verfahren, Qigong, Tai Chi und Yoga. In den letzten Jahren kamen die Achtsamkeitsverfahren hinzu.

Einen Überblick zu der Vielzahl an Untersuchungen über die Effekte von verschiedenen Body-Mind Verfahren (Meditationen, Qigong, Tai Chi und Yoga, s. u.) auf den Schlaf, gibt eine Meta-Analyse (Wang et al. 2019). Anhand von 49 Studien, die insgesamt mehr als 4500 Teilnehmer umfassten, wurde belegt, dass die betrachteten Body-Mind Verfahren zu einer *signifikanten Verbesserung der Schlafqualität* und Verminderung der Schwere der Schlafstörungen führen.

Somit ist die Anwendung von Entspannungs- und Body-Mind Verfahren bei lebensstilbedingten Schlafstörungen auf *alle Fälle zu empfehlen*, wobei sich die Auswahl des Verfahrens nach den Vorlieben des Einzelnen richten sollte. Wichtig ist außerdem, dass man das ausgewählte Verfahren *regelmäßig übt*, denn nur dann können Körper und Gehirn das Gelernte auch in einer angespannten Situation, wie sie beispielsweise vor oder beim Einschlafen auftreten kann, umsetzen. Nur so ist gewährleistet, dass man sich tatsächlich – also wenn es darauf ankommt – auch entspannen kann.

Atemübungen

Der Atem spielt für die Gesundheit und damit auch für guten Schlaf eine übergeordnete Rolle (Holzinger und Klösch 2018). Verschiedene Atemtechniken werden deshalb auch bei gestörtem Schlaf eingesetzt.

Fast alle Entspannungs- und Body-Mind Verfahren werden mit bestimmten Atemtechniken durchgeführt. Man kann Atemübungen aber auch gut allein machen und sich dabei auf eine langsame, auf *das Ausatmen gerichtete Atmung* konzentrieren. Eine Hilfestellung zum richtigen, schlaffördernden Atmen gibt z. B. die sogenannte 4-7-11 Methode, die Thomas Loew in seinem Buch (Loew 2019) anschaulich erklärt.

Musikmeditation, bei der man sich zu einer angenehmen und entspannenden Musik auf die Atmung konzentriert, ist ebenfalls eine gute Möglichkeit Atemübungen zuhause vor dem Schlafengehen durchzuführen. Wichtig ist dabei nur die ausschließliche Konzentration auf das Entspannen, den Atem und die Musik (s. u., Kölsch 2019).

Progressive Muskelrelaxation (PMR)
Die Progressive Muskelrelaxation ist das in Deutschland am weitesten verbreitete Verfahren. Der Übende benutzt den Umstand, dass die Muskeln nach kurzer Anspannung leicht in einen *wahrnehmbaren Zustand der Entspannung* übergehen. Der Übende soll passiver und sorgfältiger Beobachter des auftretenden Entspannungsprozesses werden. Da PMR sehr einfach erlernbar und auch in kurzer Form durchführbar ist, eignet es sich besonders für Entspannungsübungen vor dem Schlafen oder auch beim nächtlichen Aufwachen (Holzinger und Klösch 2018).

Achtsamkeitsverfahren
Achtsamkeitspraxis als Body-Mind Verfahren soll Psyche, Emotion, Verstand, Geist und Körper miteinander verbinden, um vor Überforderung und Erschöpfung zu schützen und Selbstwirksamkeit, Verbundenheit und innere Zufriedenheit zu stärken. Das Körpergespür und die Akzeptanz des eigenen Körpers werden erhöht. Ziel der Achtsamkeitsübungen sind eine verbesserte Selbstwahrnehmung und eine *bessere Differenzierung von Wichtigem und Unwichtigem* sowie ein mehr distanzierter Umgang mit belastenden Gedanken, Emotionen und Stress.

Das bekannteste Verfahren ist das achtsamkeitsbasierte Stressreduzierungsprogramm MBSR, bei dem Selbstachtung als zentrale Gesundheitsressource im Fokus steht. MBSR ist in gewisser Weise *auch als Meditationsverfahren* zu sehen, um Ruhe in Körper und Geist einkehren zu lassen und Stressbelastungen bzw. negativen Emotionen entgegenzuwirken. Die Effekte wurden durch unterschiedliche Studien und Übersichtsarbeiten bestätigt, auch durch eine Vielzahl an Metaanalysen. Für Erwachsene ist achtsamkeitsbasierte Stressreduktion eine gute Behandlungsoption für Schlafstörungen (Ong et al. 2014). MBSR sollte aber von einem erfahrenen Therapeuten vermittelt werden.

Achtsamkeit ist somit ein Verfahren, dass unbedingt in die Prävention oder Behandlung von lebensstilbedingten Schlafstörungen mit einbezogen werden sollte, denn es wirkt nicht nur auf die Schlafstörung selbst ein, sondern auch auf deren lebensstilbedingte Ursachen.

Qigong
Qigong wird von Millionen Chinesen regelmäßig betrieben. In der Traditionellen Chinesischen Medizin (TCM) bedeutet ein freier Fluss des Qi in den Meridianen, dass Körper, Geist und Seele im Einklang sind und das ist mit Gesundheit gleichzusetzen. Ein blockiertes Qi führt dagegen zu Krankheiten. Qigong übt gleichzeitig Geist und Körper. Es wird eingesetzt, um verschiedene

chronische Erkrankungen zu behandeln und ein gesundes Leben zu fördern. Die Hauptelemente sind Geist, Atem, Haltung und Bewegung. Qigong führt vor allem auch zu einer *nachgewiesenen Verbesserung der Schlafqualität* (Wang et al. 2019).

Tai Chi Chuan

Auch Tai Chi stammt aus China. Sein Ursprung ist der Kampfsport. Im asiatisch-philosophischen Sinne und gemäß der Traditionellen Chinesischen Medizin fördert Tai Chi – wie Qigong - den Fluss des Qi, der Lebensenergie. Es vermindert Stress und erhöht das körperliche Wohlbefinden. Seine Hauptelemente sind Bewegung, Meditation und tiefe Bauchatmung.

Zahlreiche Studien befassen sich mit den Effekten des Tai Chi Chuan und seinen Auswirkungen auf guten Schlaf. So stellt eine Metaanalyse (Raman et al. 2014) fest, dass regelmäßiges Tai Chi (1,5 bis 3 Stunden/Woche) die Schlafqualität sowohl bei Gesunden als auch Menschen mit verschiedenen Erkrankungen signifikant verbessert. Die Autoren kommen zu dem Schluss, dass Tai Chi ein *hervorragendes Verfahren für die Behandlung von Schlafstörungen* darstellt. Auch altersbedingte Schlafstörungen (Yeh et al. 2008) werden verbessert. Jüngere Menschen, die Tai Chi regelmäßig üben, haben ebenfalls eine *signifikant höhere Schlafqualität*. Unzählige Untersuchungen haben bewiesen, dass regelmäßiges Tai Chi zu einer Stressminderung und gleichzeitigen Reduktion von Risikofaktoren auf allen Ebenen führt (Li et al. 2020). Neben der Verbesserung des Schlafs und der Stimmung wirkt es sich auch auf die mentale Gesundheit aus und ist somit *ein hervorragender Teilaspekt für einen gesunden Lebensstil*.

Yoga

Yoga ist über 5000 Jahre alt und hat seinen Ursprung in Indien. Es besteht aus den Hauptelementen Haltung, Atmung, Meditation und Hingabe. Traditionell werden in Indien sechs verschiedene Yoga-Stile durchgeführt. Das Hatha-Yoga (Hatha = Sonne/Mond) ist der in der westlichen Welt am häufigsten praktizierte Stil. Er ist mehr körperorientiert und besteht überwiegend aus entspannenden Übungen mit körperlicher Kräftigung in Form von verschiedenen Positionen mit tiefer Atmung und Meditation.

Es liegen hervorragende Ergebnisse vieler Studien (Wang et al. 2020) vor: Yoga führt zu gesundheitsfördernden Effekten in jeder Hinsicht und vor allem auch zur Reduktion von Stress und zu einer Schlafverbesserung. Eine Studie (Roseen et al. 2020) zeigt dabei, dass sich Yoga bei Patienten, deren Schlafstörungen durch chronische Rückenschmerzen hervorgerufen wurden, ebenfalls sehr gut auf die Schlafqualität auswirkte. Die positiven Resultate von

Yoga wurden auch in einer Metaanalyse von 19 Studien mit über 1 800 Teilnehmerinnen mit Schlafproblemen (Schlafqualität, Insomnie) eindeutig demonstriert.

Damit zeigt Yoga bei Schlafstörungen *sehr gute Erfolge* und stellt eine aussichtsreiche Methode zur Vorbereitung eines guten Schlafs dar.

Autogenes Training
Dieses Entspannungsverfahren ist überwiegend im deutschsprachigen Raum bekannt. Es ist ein Autosuggestions-Verfahren, bei dem durch Selbstsuggestion eine Entspannung eingeleitet einigen älteren Studien wurden Hinweise auf eine Wirksamkeit des Autogenen Trainings bei Schlafstörungen gefunden. Darüber hinaus gibt es keine wissenschaftlich belegbaren Erkenntnisse dazu. Zu bedenken ist auch, dass die entspannende Wirkung erst nach einigen Wochen regelmäßigen Übens eintritt. Allerdings beschreiben die Schlafcoaches Holzinger und Klösch (2018), dass man mit Autogenem Training vor dem Einschlafen zur nötigen Ruhe gelangt, wobei es zu genügen scheint, die erste Phase der Übungen (Grundübungen) zu durchlaufen.

5.7 Musik/Naturklänge

Die gesundheitsfördernde und Heilung unterstützende Wirkung von Musik ist wissenschaftlich bewiesen. Auch für Menschen mit Schlafstörungen stellt sie einen großen Gewinn dar, denn sie hat einen *positiven Effekt auf die Schlafqualität*. Dies belegt eine Metanalyse über 10 Studien (Wang et al. 2014).

Musik ist ein essentieller Teil der menschlichen Entwicklung, von Anbeginn vertraut und tief in den Menschen verankert. Musik, die zum Einschlafen benutzt wird, soll ruhig, positiv und entspannend sein. Der Musikwissenschaftler und Psychologe Professor Stefan Kölsch (2019) empfiehlt dazu beispielsweise Meditationsmusik, ruhige Gitarrenmusik oder für Klassikliebhaber auf einem Originalinstrument gespielte Cembalo-Musik von Bach. Die Münchner Dirigentin Miriam Haupt schlägt die Klavierkonzerte von Mozart oder grundsätzlich entspannende Klaviermusik der New Classics zum Schlafengehen vor. Selbstverständlich ist die *Musikauswahl* in höchstem Maße individuell. Die ausgesuchte Musik sollte dabei nur zum Einschlafen gehört werden, um so das Gehirn im Sinne eines Einschlafrituals zu konditionieren.

Eine Übersichtsarbeit der wissenschaftlich hoch anerkannten Cochrane Library (Jespersen et al. 2015) zu Studien mit insgesamt über 300 Teilnehmern, die täglich zwischen 25 und 60 Minuten Musik vor dem Schlafengehen hörten, zeigte eindeutig: Musikhören ist für eine Verbesserung der subjektiven Schlafqualität von *Erwachsenen mit Schlafstörungen hoch wirksam!*

Ältere Menschen profitieren vom Musikhören vor dem Schlafengehen ganz besonders: Als Senioren, die 60 Jahre und älter waren, vor dem Zubettgehen eine halbe bis eine Stunde Musik hörten, war die Schlafqualität signifikant verbessert (Chen et al. 2021). Es macht dabei einen Unterschied, ob die Musik ruhig oder rhythmisch ist – die ruhige Musik ist deutlich mehr geeignet. Ganz besonders groß scheint der Effekt des Hörens ruhiger Musik vor dem Schlafengehen zu sein, wenn man *dies regelmäßig* und länger als vier Wochen macht.

Auch *Naturgeräusche* werden zur Entspannung und bei Einschlafstörungen empfohlen. Es gibt heute zahlreiche Angebote, die sich zum Einschlafen eignen. Die beruhigende Wirkung von Naturgeräuschen zeigt sich auch anhand der Tatsache, dass bei Patienten in Krankenhäusern Angstgefühle, Schmerzempfinden und Stress verringert werden konnten, wenn in ihren Krankenzimmern Naturklänge abgespielt wurden (Cerwén et al. 2016). Auch bei verschiedenen klinischen Untersuchungen zeigte sich bei Untermalung mit Naturklängen ein beruhigender, angst- und stressvermindernder Effekt, sogar eine Blutdrucksenkung wurde registriert. Naturgeräusche sind also beruhigend und können sich deshalb günstig auf lebensstilbedingte Schlafstörungen auswirken.

Die Musik bzw. die natürlichen Geräusche sollten *eher leise eingestellt werden*, so dass man sich konzentrieren muss, um sie zu hören. Wenn Sie nicht allein schlafen, dann verwenden Sie Kopfhörer. Wenn Sie dann schlafen, sollte sich die Musik von selbst ausschalten, um die Nachtruhe nicht zu stören.

Es gibt neben Tonträgern auch zahllose Apps mit Musik, Vogelstimmen oder Meeresrauschen, die zum Einschlafen genutzt werden können. Bedenken Sie jedoch, dass das Smartphone, das dann die ganze Nacht eingeschaltet neben Ihnen liegt, selbst ein Schlafstörer sein kann. Am besten wäre ein analoges Gerät, das über einen Abschalt-Timer verfügt.

Suchen Sie sich also ihre ruhige Lieblingsmusik aus und hören sie diese immer vor dem Schlafengehen. Eine halbe Stunde reicht dafür aus. Dies ist auch gleichzeitig ein Einschlafritual!

Literatur

Barmer (2018) Schlafgesundheit in Deutschland. https://www.barmer.de/.../pressemitteilungen/presse-archiv-2018/schlaf-157710. Zugegriffen am 29.11.2021

Baubiologie Magazin (2019) Besserer Schlaf durch Zirbenholz? www.baubiologie.de. Zugegriffen am 11.12.2021

Cerwén G, Pedersen E, Pálsdóttir AM (2016) The role of soundscape in nature-based rehabilitation: a patient perspective. Int J Environ Res Public Health 13:1229

Chang A, Aeschbach D, Duffy JF, Czeisler CA (2015) Evening use of light-emitting eReaders negatively affects sleep, circadian timing, and next morning alertness. Proc Nat Acad Sci USA 112(4):1232–1237

Chen CT, Chen YC, Tung HH, Fang CJ, Wang JL, Ko NY, Chang YJ (2021) Effect of music therapy on improving sleep quality in older adults: a systematic review and meta-analysis. J Am Geriatr Soc 69(7):1925–1932. https://doi.org/10.1111/jgs.17149

Deutsches Ärzteblatt (2016) 113(40) Autophagie: „Selbstverstümmelung" als Überlebensstrategie. A-1740/B-1469/C-1461

Deutscher Heilbäderverband (2018) https://www.deutscherheilbaederverband.de/fileadmin/user_upload/themen/PDF-Dateien/begriffsbestimmungen/begriffsbestimmungenauflage-12-stand-21-10-2016.pdf. Zugegriffen am 10.12.2021

Dittami J (2007) Verhaltensbiologie: Frauen schlafen besser ohne Mann. Innere Uhr tickt bei Frauen und Männern anders. Universität Wien, Referat Öffentlichkeitsarbeit, Medienportal, 31.05.2007, zugegriffen 01.03.2022

Dolling A, Nilsson H, Lundell Y (2017) Stress recovery in forest or handicraft environments – an intervention study. Urban For Urban Green 27:162–172

Duraccio KM, Zaugg KK, Blackburn RC, Jensen CD (2021) Does iPhone night shift mitigate negative effects of smartphone use on sleep outcomes in emerging adults? Sleep Health 7(4):478–484

Ehrig C, Voderholzer U (2014) Der gute und erholsame Schlaf. Was Sie darüber wissen sollten. Huber, Bern

Engel P (1990) Sauna. In: Drexel H, Hildebrand G, Schlegel KF, Weimann G (Hrsg) Physikalische Medizin, Band 1. Hippokrates, Stuttgart

Holzinger B, Klösch G (2018) Schlafstörungen – Psychologische Beratung und Schlafcoaching. Springer, Heidelberg

Jespersen KV, Koenig J, Jennum P, Vuust P (2015) Music for insomnia in adults. Cochrane Database of Systematic Reviews 8:CD010459. doi: https://doi.org/10.1002/14651858.CD010459.pub2.

Kölsch S (2019) Good vibrations. Die heilende Kraft der Musik, Ullstein Berlin

Li H, Chen J, Xu G, Duan Y, Huang D, Tang C, Liu J (2020) The effect of Tai Chi for improving sleep quality: a systematic review and meta-analysis. J Affect Disord 1(274):1102–1112. https://doi.org/10.1016/j.jad.2020.05.076

Loew TH (2019) Langsamer atmen, besser leben: Eine Anleitung zur Stressbewältigung (verstehen lernen). Psychosozial, Gießen

Morin CM, Vallieres A, Ivers H (2007) Dysfunctional beliefs and attitudes about sleep (DBAS): validation of a brief version (DBAS-16). Sleep 30:1547–1554

Morita E, Naito M, Hishida A, Wakai K, Mori A, Asai Y, Okada R, Kawai S, Hamajima N (2011) No association between the frequency of forest walking and blood pressure levels or the prevalence of hypertension in a cross-sectional study of a Japanese population. Environ Health Prev Med 16:299–306

Nagare R, Plitnick B, Figueiro M (2018) Does the iPad night shift mode reduce melatonin suppression? Light Res Technol 51(3):373–383. https://doi.org/10.1177/147715351774818

Ong JC, Manber R, Segal Z, Xia Y, Shapiro S, Wyatt JK (2014) A randomized controlled trial of mindfulness meditation for chronic insomnia. Sleep 37(9):1553–1563. https://doi.org/10.5665/sleep.4010

Raman G, Zhang Y, Minichiello V, D'Ambrosio C. (2014) Tai Chi and sleep quality in adults: a systematic review and meta-analysis. Journal of Alternative and Complementary Medicine (New York, N.Y.) 20(5):A66. https://doi.org/10.1089/acm.2014.5173.abstract

Roseen EJ, Gerlovin H, Femia A, Cho J, Bertisch S, Redline S, Sherman KJ, Saper R (2020) Yoga, physical therapy, and back pain education for sleep quality in low-income racially diverse adults with chronic low back pain: a secondary analysis of a randomized controlled trial. J Gen Intern 35(1):176–176. https://doi.org/10.1007/s11606-019-05329-4

Schuh A, Immich G (2019) Waldtherapie - Das Potenzial des Waldes für Ihre Gesundheit. Springer Nature, Berlin. https://doi.org/10.1007/978-3-662-59026-3

Schuh A, Stier-Jarmer M, Frisch D (2018) Projektabschlussbericht. „Gesunder Schlaf durch Innere Ordnung" – Entwicklung, Implementierung und Evaluierung eines 3wöchigen Programms zur Sekundärprävention bei lebensstilbedingten Schlafstörungen, durchgeführt in den Kneippkurorten Füssen / Bad Faulenbach / Hopfen am See. Gefördert durch das Bayerische Staatsministerium für Gesundheit und Pflege. Bearbeitungsnummer: 04-00080-201-EA_BayGA_Füssen_Tourismus und Marketing. Deutsches Register für klinische Studien: DRKS00011673

Stier-Jarmer M, Frisch D, Schuh A (2018) „Gesunder Schlaf durch Innere Ordnung" – Entwicklung, Implementierung und Evaluierung eines 3-wöchigen Programms zur Sekundärprävention bei nicht organisch bedingten Schlafstörungen, durchgeführt im Kneippkurort Füssen. Gesundheitswesen 80(08/09):796

Stier-Jarmer M, Throner V, Kirschneck M, Frisch D, Schuh A (2021) Effekte der Kneipp-Therapie: Ein systematischer Review der aktuellen wissenschaftlichen Erkenntnisse (2000–2019). Complement Med Res 28:146–159, S. Karger AG, Basel. doi:https://doi.org/10.1159/000510452

Tähkämö L, Partinen T, Pesonen AK (2018) Systematic review of light exposure impact on human circadian rhythm. Chronobiol Int 36(2):151–170. https://doi.org/10.1080/07420528.2018.1527773

Uehleke B, Hentschel HD (2014) Das große Kneipp-Gesundheitsbuch. Trias, Thieme Gruppe, Stuttgart

Umweltbundesamt (2019) Kopfschmerzen. https://www.umweltbundesamt.de/kopfschmerzen-0#textpart-2. Zugegriffen am 13.01.2019.

Van der Zweerde T, Bisdounis L, Kyle SD, Lancee J, Van Straten A (2019) Cognitive behavioral therapy for insomnia: a meta-analysis of long-term effects in controlled studies. Sleep Med Rev 48:101208. https://doi.org/10.1016/j.smrv.2019.08.002

Walker M (2018) Das grosse Buch vom Schlaf. Goldmann, München

Walther J (1990) Hydrotherapie. In: Hildebrand G (Hrsg) Physikalische Medizin, Physiologische Grundlagen, Thermo- und Hydrotherapie, Balneologie und medizinische Klimatologie, Band 1. Hippokrates, Stuttgart, S 104–156

Wang CF, Sun YL, Zang HX (2014) Music therapy improves sleep quality in acute and chronic sleep disorders: A meta-analysis of 10 randomised studies. Int J Nurs Stud 51(1):51–62

Wang WL, Chen KH, Pan YC, Yang SN, Chan YY (2020) The effect of yoga on sleep quality and insomnia in women with sleep problems: a systematic review and meta-analysis. BMC Psychiatry 20:195. https://doi.org/10.1186/s12888-020-02566-4

Wang X, Li P, Pan C, Dai L, Wu Y, Deng Y (2019) The effect of mind-body therapies on insomnia: A systematic review and meta-analysis. Evid Based Complement Alternat Med:17. https://doi.org/10.1155/2019/9359807

Weeß HG (2016) Die schlaflose Gesellschaft – Wege zu erholsamen Schlaf und mehr Leistungsvermögen. Schattauer, Stuttgart

Wilke D, Wilke J (2021) Das Schlaf gut Kochbuch – Die Food-Formel für einen besseren Schlaf. Riva, München

Wirz-Justice A, Cajochem C (2011) Zirkadiane Rhythmen und Depression: chronobiologische Behandlungsmöglichkeiten. Schweiz Med Forum 11(32-33):536–541

Yeh GY, Mietus JE, Peng CK, Phillips RS, Davis RB, Wayne PM, Goldberger AL, Thomas RJ (2008) Enhancement of sleep stability with Tai Chi exercise in chronic heart failure: preliminary findings using an ECG-based spectrogram method. Sleep Med 9:527

Zulley J (2005) Mein Buch vom guten Schlaf. Zabert Sandmann, München

Zulley J (2018) Schlafkunde – Wissenswertes rund um unseren Schlaf. Mabuse, Frankfurt

6

Schlusswort

Lebensstilbedingte Schlafstörungen stellen ein zentrales Thema in unserer heutigen Gesellschaft dar und sind durch die Pandemie und die übrigen Unsicherheiten in der Welt sicher noch mehr geworden. Es ist an der Zeit den spannenden und komplexen Vorgang des Schlafens entsprechend zu würdigen und ernst zu nehmen. Dieses Buch sollte Sie für dieses großartige Geschehen, das mit einer unglaublichen und ganz individuellen Leistung des Gehirns verknüpft ist begeistern. Jedoch wird die innere Uhr durch unseren Lebensstil durcheinandergebracht, was bei einem großen Teil der Bevölkerung zu schlechtem Schlaf und Schlafmangel führt. Aber es gibt genügend Möglichkeiten, dagegen etwas zu unternehmen.

Vielleicht teilen Sie, nachdem Sie dieses Buch gelesen haben, nun meine Faszination für den Schlaf. Guter Schlaf ist wunderbar und bereichernd, nicht nur, weil man dann am Tag ausgeschlafen und fit ist, sondern weil er auch ganz neue physische und psychische Dimensionen aufzeigen kann.

Auch wenn vieles noch nicht vollständig bewiesen ist, sollte das Buch auf wissenschaftlicher Basis die gesicherten Kenntnisse über einen guten Schlaf darlegen. Dies geschah auch unter Wertung und Einordnung von glaubwürdigen und nachvollziehbaren Erfahrungen zahlreicher Autoren. Es gehörte aber auch dazu, die schädlichen Effekte von schlechtem Schlaf und Schlafmangel für unsere Gesundheit anzusprechen.

Der Schlaf ist über die Abfolge von Schlafen und Wachen eng dem zirkadianen Rhythmus verbunden und wird von der inneren Uhr gesteuert. Hierbei handelt es sich um ein ebenso hochinteressantes Konstrukt unseres Lebens, das u. a. die Chronotypen formt und unseren Lebensrhythmus bestimmt.

© Der/die Autor(en), exklusiv lizenziert an Springer-Verlag GmbH, DE, ein Teil von Springer Nature 2022
A. Schuh, *Gesunder Schlaf und die innere Uhr*,
https://doi.org/10.1007/978-3-662-64953-4_6

Selbst wenn wir den Schlaf so hochschätzen, wie er es verdient hat, können mannigfaltige Belastungen zu nicht-organischen Schlafstörungen führen. Viele Dinge werden aber auch einfach aus Unkenntnis falsch gemacht, wie beispielsweise ein ungünstiges Lichtkonzept oder die abendliche IT-Nutzung. Wenn Ihnen dabei einige der Verhaltens- und Handlungsempfehlungen helfen, besser zu schlafen und mit schlechten Schlaf gelassener und entspannter umzugehen, ist ein Ziel dieses Sachbuches erreicht.

Die meisten Schlafstörungen werden aber durch unseren heutigen Lebensstil hervorgerufen! Natürlich können wir in den meisten Fällen unser Leben, unseren Lebensstil nicht komplett ändern. Wir sollten es jedoch wenigstens versuchen und ein wenig in unserem Alltag verändern! Das wäre schon einmal ein Anfang. Dabei soll die Umsetzung der Inhalte dieses Buches unterstützen. Es geht sicher nicht immer einfach. Aber es ist schon eine gewisse Anstrengung wert, lebensstilbedingte Schlafstörungen zu verhindern und in Zukunft gut oder zumindest wieder besser zu schlafen. Versuchen Sie es einfach!

Glossar

Adaptation Körper reagiert auf definierte Reize, die ungewohnt sind oder die Gewohnten an Intensität überschreiten. Adaptationen steigern die Toleranz gegenüber neu auftretenden Reizen bzw. erhöhen die Regulationskapazität

Adenosin Neurotransmitter (Botenstoff), beruhigt, macht müde. Lagert an aktivierenden Botenstoffen an, blockiert sie. Bewirkt u. a. Weitung der Blutgefäße und damit absinkenden Blutdruck. Baut untertags Schlafdruck auf, wird nachts abgebaut

Aminosäuren Eiweiße (Proteine), in jeder Zelle. Können als „Bausteine des Lebens" bezeichnet werden. Zahlreiche weitere Funktionen und Wirkmechanismen

Autophagie Reinigungsprozess von Zellen und Zellbestandteilen. In engem Zusammenhang mit Immunsystem

Chronotyp Normaltypen, „Lerchen" (Frühtypen, Morgenmenschen), „Eulen" (Spättypen, Abendmenschen)

Ent-Rhythmisierung Störung der inneren Uhr, des zirkadianen Rhythmus (24-Stunden-Rhythmus) und des Schlaf-Wach-Rhythmus. Führt immer zu Schlafstörungen, meist lebensstilbedingt.

Hypothalamus Wichtige Schaltzentrale im Gehirn, mit fast allen Gehirnregionen vernetzt, an Steuerung verschiedener Funktionen wie Aufmerksamkeit, Sinneswahrnehmung, Kognition und Bewusstsein beteiligt

Kortisol zusammen mit Adrenalin als Stresshormon bezeichnet. U. a. aktivierend auf Stoffwechsel, entzündungshemmend. Zahlreiche weitere Auswirkungen

Killerzellen Teil des Immunsystems. Zwei Arten: Natürliche Killerzellen (angeborenes Immunsystem), T-Zellen (erworbenes Immunsystem), Erkennen Angreifer, attackieren bzw. vernichten sie

© Der/die Herausgeber bzw. der/die Autor(en), exklusiv lizenziert an Springer-Verlag GmbH, DE, ein Teil von Springer Nature 2022
A. Schuh, *Gesunder Schlaf und die innere Uhr*,
https://doi.org/10.1007/978-3-662-64953-4

Körperkerntemperatur Temperatur des Gehirns und der inneren Organe, steuert den zirkadianen Rhythmus

Kognition Prozesse der Informationsverarbeitung wie Wahrnehmung oder Denken

Kortex Großhirnrinde, graue Substanz, bestehend aus vier Lappen. Aufgaben: Koordination von Wahrnehmung, Motivation, Lernen, Denken. Motorischer Kortex: zuständig für Bewegung

Leptin Vom Fettgewebe in Abhängigkeit von Körperfettmenge produziert. Kann im Hypothalamus Appetit unterdrücken, sorgt für Sättigungsgefühl

Melatonin Von der Zirbeldrüse im Gehirn gebildet. „Schlafhormon", steuert zirkadianen Rhythmus. Bildung invers zur Lichtintensität, wird nur im Dunkeln gebildet

Metabolisches Syndrom Erkrankung, bestehend aus hohem Blutdruck, Übergewicht, erhöhten Blutfetten und Blutzucker

MRT Magnetresonanztomographie = Kernspintomographie

Non-REM Schlaf Leichte Schlafphasen N1 und N2, Tiefschlaf N3

Parasympathikus Gegenspieler zum Sympathikus. Ausgleichend, „fährt herunter", dämpft, sorgt für Ruhe und Entspannung. Beeinflusst zahlreiche Organfunktionen.

REM-Schlaf Name von Rapid Eye Movements. Schlafphase der schnellen Augenbewegungen, bekannte Traumphase

Serotonin Neurotransmitter, d. h. Botenstoff. Wichtig für Übertragung von Signalen im Gehirn. „Glückshormon", zahlreiche wichtige Effekte auf körperliche Funktionen, u. a. im Herzkreislaufsystem und Darm

Stoffwechsel Alle in den Zellen ablaufenden biochemischen Prozesse, u. a. „Verbrennung" und Aufbereitung Nährstoffe (Kohlehydrate, Eiweiß, Fett, Mineralien), Aufbau neuer Verbindungen

Sympathisches Nervensystem, Sympathikus Teil des vegetativen (unwillkürlichen) Nervensystems. Aktivierung. Unterstützt Energiebereitstellung, erhöht Leistungs- und Handlungsbereitschaft Körper: „fight or flight" (kämpfe oder fliehe). Beeinflusst zahlreiche körperliche Funktionen

Synapsen Verbindungsstellen zwischen Nerven

Thermorezeptoren Temperaturfühler in der Haut (Kälterezeptoren, melden Kälte an Gehirn) und im Gehirn (Wärmerezeptoren, messen Bluttemperatur)

Vasodilatation Weitstellen der Hautgefäße

Vasokonstriktion Engstellen, Zusammenziehen der Hautgefäße

Verdunstungskühle Verdunstung physikalischer Vorgang: Umwandlung von Wasser in Gas. Verbraucht Energie, wird der Haut als Wärme entzogen. Haut kühlt ab.

Wachstumshormon In Hypophyse gebildet. Regeneration und Neubildung von Zellen, Muskel- und Fettgewebe, Wachstum der Knochen bei Kindern. Auswirkungen auf mehrere Stoffwechselvorgänge

Zeitgeber Einflussgrößen auf zirkadianen Rhythmus und Schlaf-Wach-Rhythmus. Endogene Zeitgeber: genetische Prägung. Exogene Zeitgeber: vor allem Tageslicht, Essen und Arbeitszeiten

Zirkadianer Rhythmus 24 Stunden-Rhythmus, Wach-Schlaf-Rhythmus

Stichwortverzeichnis

© Der/die Herausgeber bzw. der/die Autor(en), exklusiv lizenziert an Springer-Verlag
GmbH, DE, ein Teil von Springer Nature 2022
A. Schuh, *Gesunder Schlaf und die innere Uhr*,
https://doi.org/10.1007/978-3-662-64953-4

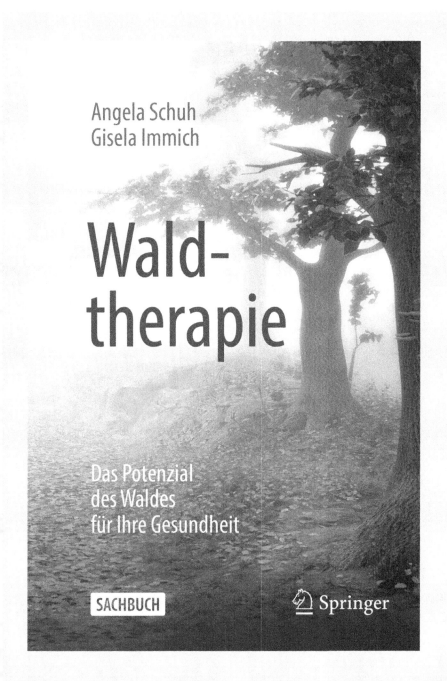

Printed in the United States
by Baker & Taylor Publisher Services